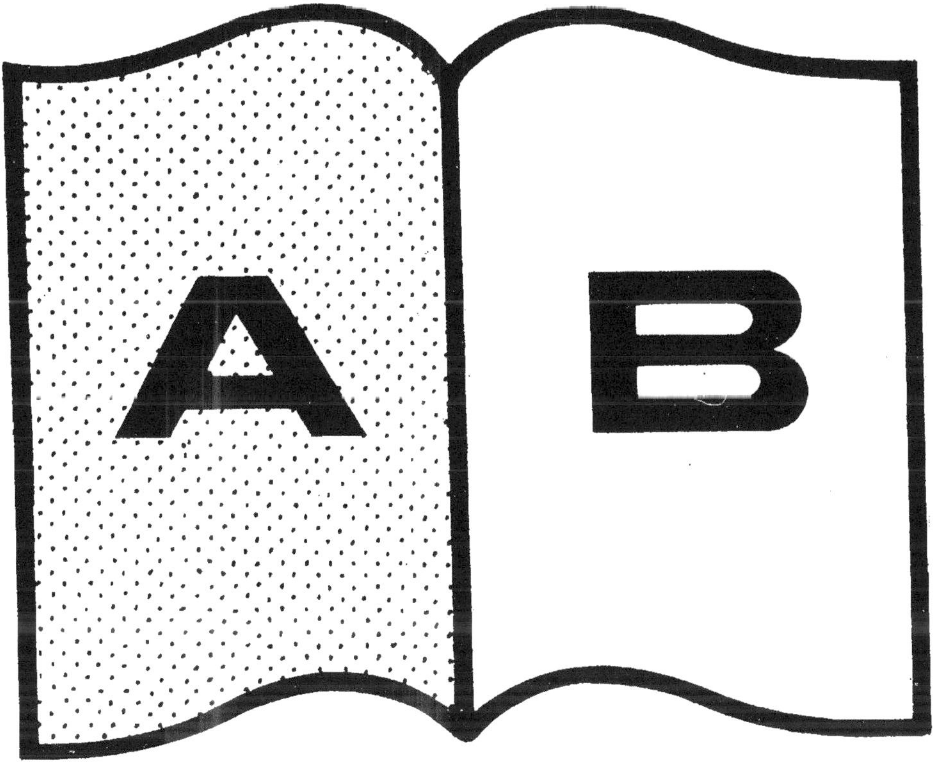

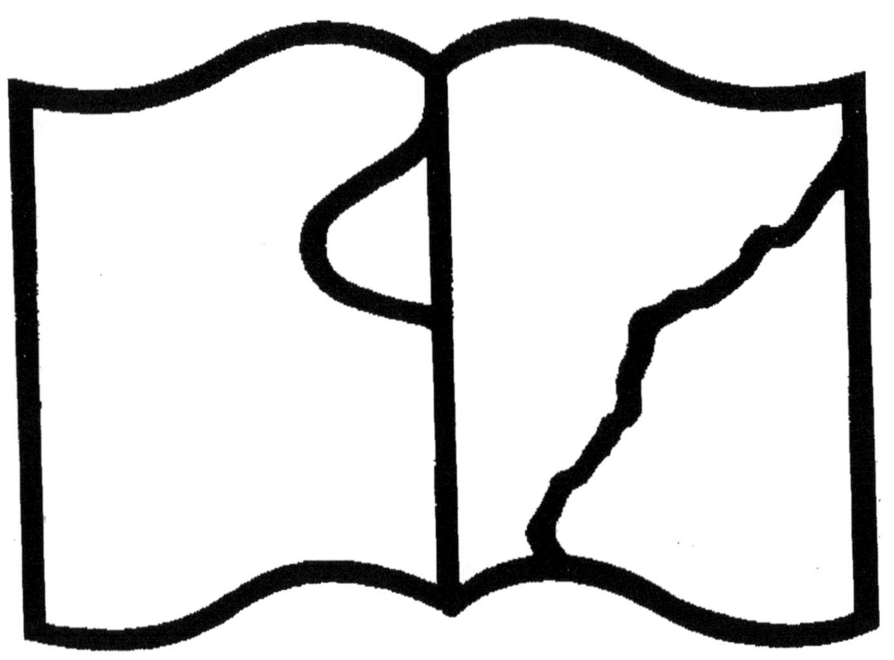

Texte détérioré — reliure défectueuse

**NF Z 43-120-11**

# LES
# MÉDECINS DES PAUVRES
ET
# LA SANTÉ PUBLIQUE
## EN FLANDRE
## Et particulièrement à Roubaix

PAR

M. ALEXANDRE FAIDHERBE FILS
Membre titulaire de la Société d'Emulation de Roubaix

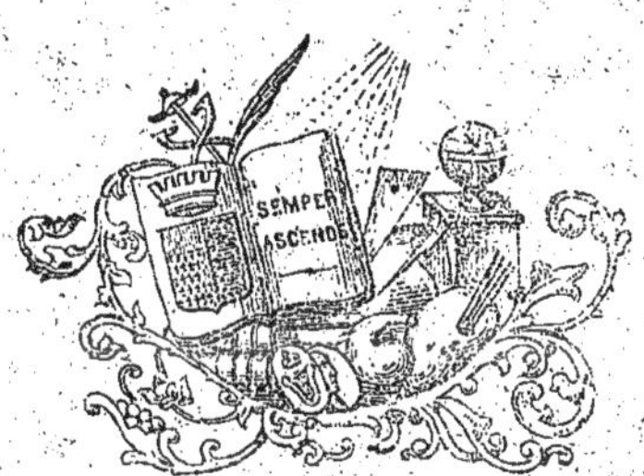


ROUBAIX
IMPRIMERIE ALFRED REBOUX, RUE NEUVE, 17
1880

# LES MÉDECINS DES PAUVRES

ET LA

*Santé Publique en Flandre*

ET PARTCULIÈREMENT A ROUBAIX

TIRÉ A 200 EXEMPLAIRES NUMÉROTÉS

N° 79

A M. Henri Langlais
Rédacteur en chef de la Dépêche.
A. Faidherbe

LES

# MÉDECINS DES PAUVRES

ET

# LA SANTÉ PUBLIQUE

## EN FLANDRE

## Et particulièrement à Roubaix

PAR

M. ALEXANDRE FAIDHERBE FILS

Membre titulaire de la Société d'Emulation de Roubaix

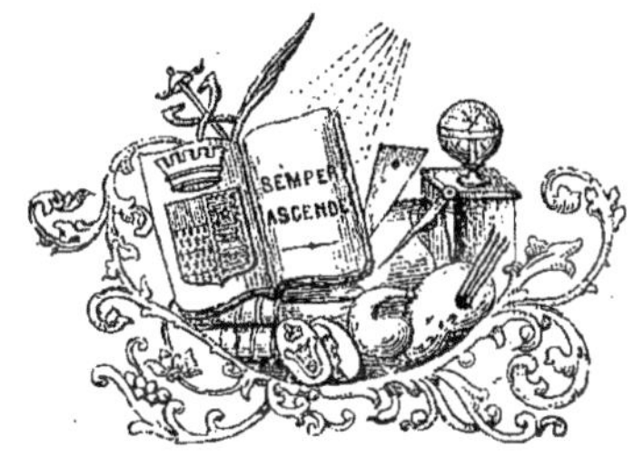


ROUBAIX

IMPRIMERIE ALFRED REBOUX, RUE NEUVE, 17

1889

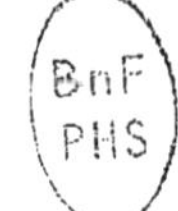
BnF
PHS

# A M. TH. LEURIDAN

Bibliothécaire-Archiviste de la ville de Roubaix,
Commandeur de l'Ordre de Saint-Grégoire-le-Grand

*Monsieur,*

*J'avais pensé dédier mon travail à mon père, comme témoignage de l'affection et du respect que je lui porte, mais il m'a engagé à vous l'offrir ; c'est grâce à votre obligeance en effet, que j'ai pu consulter les Archives de notre cité et y recueillir les documents nécessaires à mon mémoire ; c'est grâce à vos conseils, fruits de votre longue expérience, que j'ai pu mener à bien l'œuvre que j'avais entreprise ; aussi me suis-je empressé de déférer au désir exprimé par mon père. Sans doute, cet hommage n'ajoutera rien à la réputation de l'historien de Roubaix, mais il sera pour mon modeste essai une excellente recommandation.*

*Je vous prie donc, Monsieur, d'agréer la dédicace de ce travail comme un témoignage de la vive reconnaissance de celui qui aime à se dire*

*Votre dévoué serviteur,*

A. FAIDHERBE FILS.

*Roubaix, le 14 Novembre 1887.*

# PRÉFACE

Dans son histoire de Roubaix, M. Leuridan a indiqué l'existence d'un médecin, chargé spécialement de soigner les malades pauvres, moyennant une rémunération fixée d'avance. L'idée nous vint d'étudier la question, et, grâce à l'obligeance de l'honorable archiviste, nous avons pu compulser toutes les pièces, relatives à ce sujet. Nous y avons découvert d'intéressantes indications sur le mode de nomination, le traitement et les obligations de ces médecins des pauvres. A ces premières notes sont venues s'en ajouter d'autres qui nous ont permis de reconstituer l'histoire de la plupart des médecins et des chirurgiens qui exercèrent à Roubaix pendant les deux derniers siècles. En même temps, nous avons rencontré dans nos archives des documents, relatant les mesures prises par le magistrat, soit pour assainir le bourg, soit pour combattre les épidémies qui l'ont cruellement ravagé à diverses reprises.

Malheureusement nos recherches ne nous ont guère fourni de renseignements que depuis 1650. Aussi M. Leuridan nous engagea-t-il à élargir notre cadre et à étudier le sujet à un point de vue plus général, de manière à rattacher ce qui se faisait à Roubaix à ce qui existait dans les Flandres. Les inventaires des archives de Douai, d'Hazebrouck, de la Gorgue, d'Ypres, de Bruges, de Gand, etc., les documents publiés sur d'autres localités plus ou moins importantes comme Dunkerque, Cassel, Bailleul, Lille, etc., nous ont facilité ce travail et permis de tracer le tableau de ce qui se passait dans la contrée. Nous n'avons pas cru d'ailleurs devoir écarter les notes que nous avons trouvées sur des villes limitrophes et nous les avons également utilisées.

Notre division s'imposait donc d'elle-même : notre premier chapitre traite de ce que l'on faisait pour les malades pauvres dans les Flandres; le second parle des mesures de santé que prenaient les magistrats et des épidémies qui ravagèrent le pays. Ces deux chapitres serviront en quelque sorte d'introduction aux trois derniers, qui ont trait à Roubaix; l'un d'eux, le quatrième, est réservé à l'histoire des médecins et des chirurgiens de notre cité. A la suite de notre travail, nous avons reproduit plusieurs documents qui nous ont paru présenter quelque intérêt; les premiers énumèrent les mesures prises contre la peste; les autres donnent une idée des connaissances médicales de l'époque.

D'ailleurs nous ne nous faisons pas illusion sur la valeur de ce modeste mémoire : il a été pour nous un agréable passe-temps; mais tout exact que nous avons tâché de le rendre, il n'apprendra sans doute rien aux savants ni aux érudits.

# LES MÉDECINS DES PAUVRES

## ET LA SANTÉ PUBLIQUE EN FLANDRE

## Et particulièrement à Roubaix

---

### CHAPITRE PREMIER

### Le Magistrat et les Malades.

*Misericordiâ motus est, et appropians alligavit vulnera ejus, infundens oleum et vinum.*

ST. LUC.

De toutes les manières de soulager les pauvres, il en est une qui devait attirer bien vite l'attention de nos généreux ancêtres. A côté de la masse des indigents pour qui les secours en pain ou en vêtements suffisent, se trouvaient en effet, au Moyen Age comme de nos jours, les malades pauvres qui réclamaient des soins particuliers ; il fallait leur assurer l'intervention du médecin ou du chirurgien et leur procurer les remèdes qui pouvaient leur être nécessaires. Nos aïeux connaissaient l'histoire du bon Samaritain et savaient mettre à profit la leçon que leur donnait l'illustre patron de la médecine chrétienne : aussi, dès une époque reculée, les voyons-nous dans ce but créer de nombreuses institutions.

#### § 1er.

#### Les Hôpitaux.

Sur tous les points de notre région notamment, de nombreux hôpitaux s'élevèrent, dus, pour la plupart, à des — Leur origine évêques, à des prêtres, à de généreux laïques : les magistrats des cités, les souverains (1) eux-mêmes voulurent fréquemment y participer; l'hôpital Comtesse à Lille en est une preuve. Ces établissements se multiplièrent rapidement; (2) on n'en comptait pas moins de dix à Tournai et à Douai, quatre ou cinq à Ypres, autant à Bruges et à Lille. Autour de nous, dans des localités bien moins importantes, à Cassel, à Comines, à Seclin, à Orchies, à Roubaix même, il en existait aussi. La plupart de ces hôpitaux étaient riches et pouvaient largement se suffire. (3)

Leur nombre

Leur destination.

La destination de ces maisons charitables était, en règle générale, bien déterminée dans l'acte de fondation, toujours respecté : à Tournai, l'hôpital Delplanque, par exemple, était spécialement affecté aux vieillards malades et incurables; à l'hôpital Notre-Dame, au contraire, on ne pouvait recevoir que des malades curables, sauf le cas d'absolue nécessité. Il en était de même dans toutes les villes ayant plusieurs hôpitaux.

Les léproseries

Une maladie terrible, la lèpre, qui fut une des plaies du moyen-âge, attira aussi l'attention des personnes généreuses ou des magistrats : pour venir au secours des malheureux qui en étaient atteints, chaque ville importante eut sa léproserie ou maladrerie. Dès l'an 1000, et peut-être avant, l'évêque Radbold fondait à Tournai la « bonne maison Delvalle » ou léproserie du val d'Orcq; à Lille, en 1230, la comtesse Jeanne et l'Échevinage instituaient la « bonne maison des Ladres ». La peste, qui s'abattit sur le pays à de fréquentes reprises, amena également la fondation des lazarets, où l'on isolait et traitait les pestiférés.

Les lazarets

(1) D'après le manuscrit Roisin, Jean le Bon avait défendu d'exiger aucun service féodal des hôpitaux de la Flandre Française.

(2) D'après M. Finot, il y avait en 1789, sur le territoire des Flandres maritime et wallonne, 81 hôpitaux.

(3) Plus tard pourtant le chiffre de leur fortune avait un peu diminué à cause de la dépréciation de l'argent, mais il était encore fort considérable.

Il ne faudrait point se figurer l'organisation des hôpitaux d'alors d'après ce que nous voyons aujourd'hui : la plupart du temps, c'était une maison ordinaire, celle du donateur bien souvent, dans laquelle on installait des lits pour les malades et où l'on aménageait un appartement pour les sœurs ou les frères, chargés de tenir l'hôpital. Ceux-ci soignaient les malades d'après l'inspiration de leur charité et le peu d'expérience qu'ils avaient pu acquérir. On n'y trouve point ordinairement de médecin, sauf dans les hôpitaux de quelques grandes villes. C'est ainsi qu'à Ypres, Jean Ypermans, le père de la chirurgie flamande, exerçait vers 1310 à l'hôpital de Belle : dès 1280, l'hôpital de Bruges avait un médecin et un chirurgien. En 1429, leurs successeurs établirent *l'usage assez étrange de célébrer le succès de leurs opérations par des libations copieuses.* (1)

Plus tard, vers le dix-septième siècle, la situation des hôpitaux semble avoir changé : l'institution des hôpitaux militaires, soumis à des règles intelligentes et desservis par des médecins et des chirurgiens instruits, a probablement amené une réforme dans les usages des établissements civils.

Ce serait faire une œuvre intéressante que d'écrire l'histoire complète de ces nombreux hôpitaux; mais le cadre restreint de cette étude ne nous permet pas de nous étendre davantage. Du reste des plumes, plus habiles que

(1) Les chirurgiens savaient boire partout : « 1554-55. Payé à Nicolas » Deurieux, tavernier de l'Escu d'Arthois pour despens de bouche faicts en sa » maison par Monsieur maistre Nicoles de Mucatélis, docteur en médecine, » maîstres François Robicquet et Morant Genenyère, chirurgiens, assistez de » plusieurs bombardiers de la dicte ville, après avoir soyé la jambe à feu Nicolas » de Cherf en son vifiant aussi maîstre bombardier d'icelle ville lequel avoit esté » blesché en éprouvant une pièce d'artillerye. VII livres, VI sols. »

(Archives de Douai, CC, 273, f° 207).

Cette dépense de VII livres VI sols représenterait aujourd'hui une somme d'environ cent francs d'après les approximations des valeurs relatives des monnaies.

la nôtre, ont accompli ce travail pour un certain nombre, et l'hôpital Sainte-Élisabeth de Roubaix, en particulier, a trouvé son historien.

§ 2.

**Les Secours aux Malades.**

Les hôpitaux ne pouvaient recevoir qu'un nombre assez limité de malades; c'étaient d'ordinaire les plus gravement atteints. il en était bien d'autres qui avaient aussi besoin d'être secourus : la charité privée, la Table des Pauvres ou le magistrat intervenaient en leur faveur. M. l'abbé Leuridan, dans son Étude sur la Table des Pauvres, parle des quêtes que certaines personnes faisaient volontairement pour les malades de la paroisse qui, d'un autre côté, recevaient des secours du pauvriseur : le magistrat même, dans le cas assez rare où cela ne suffisait point, ordonnait de leur délivrer ce qui pouvait leur faire défaut.

D'où venaient les secours.

Du vin, du bouillon, des vêtements leur étaient distribués : les invalides étaient logés et nourris sur les revenus de la Table et l'on veillait à ce que rien ne leur manquât. Les malades sans famille et qui ne pouvaient être reçus dans les hôpitaux, étaient confiés à des personnes de la localité que le magistrat indemnisait de leurs dépenses; à d'autres (1) qui pouvaient être soignés chez eux, on donnait des secours en argent, proportionnés à l'incapacité de travail et à la situation de la famille.

Conduite envers les étrangers.

Ces secours d'ailleurs ne s'appliquaient qu'aux bourgeois de la cité ou aux manants du bourg; les étrangers ne pouvaient en profiter. Mais si le soin jaloux avec lequel les communautés défendaient leurs biens, ne permettait

(1) Les hôpitaux se chargeaient parfois de nourrir et d'entretenir des individus qu'ils ne pouvaient recevoir et qui continuaient à résider chez eux.

point de les dépenser en faveur des « forains » malades, on n'abandonnait pourtant pas tout à fait ces malheureux; on chargeait un sergent ou un voiturier de les reconduire dans leur lieu de naissance ou dans quelque hôpital qui pût les recevoir. (1) On en agissait de même quand, dans les nombreuses guerres qui désolèrent notre région, des soldats malades ou blessés se réfugiaient dans la localité ou se trouvaient forcés de s'y arrêter.

## § 3.

### Les Soins du Médecin.

Non content d'assurer à ses malades un abri et la nourriture, le magistrat s'empressait de les faire visiter par les médecins : les comptes communaux renferment de nombreuses mentions de sommes payées à des médecins pour les soins qu'ils avaient donnés. Souvent ces dépenses particulières étaient faites pour des incurables qui ne pouvaient être reçus dans des hôpitaux, ou pour des habitants, malades ou blessés hors de la commune, qu'un médecin ou chirurgien du dehors avait été chargé de traiter. (2) Le magistrat faisait aussi soigner, aux frais de la paroisse, les orphelins et désignait souvent dans ce but un médecin spécial.

Les villages où ne résidaient ni médecin, ni chirurgien, en appelaient du dehors. Ainsi à Wattignies, en 1596, on faisait venir de Lille « deux docteurs et médecins sermentés » pour visiter un individu malade. De même, les villes ou bourgs importants demandaient, au besoin, un supplé-

(1) Au dix-huitième siècle, une ordonnance de M. de Sechelle, intendant de Flandre, obligea les communautés à soigner à leurs frais les malades étrangers qui résidaient sur leur territoire.

(2) Nous devons faire remarquer que la plupart des malades étaient soignés par les pensionnaires dont nous parlons plus loin.

ment de médecins ou des praticiens plus habiles. En 1408, Bruges, par exemple, faisait remettre une forte somme d'argent à un médecin de Namur pour venir traiter son trésorier malade; en 1632, on appelait de Bailleul Jacques de Carion pour soigner les pestiférés. En 1400, Calais appelait Guillaume Van Einzberghe près de son gouverneur. Au quinzième et au seizième siècle, Douai allait chercher des médecins à Lille, à Tournai, à Bailleul, à Bergues.

Les médecins des Etats.

Nous pourrions multiplier les exemples de ce genre, si ce n'était une œuvre inutile et fastidieuse; notons seulement qu'à une époque plus rapprochée, les États de Lille choisirent un certain nombre de médecins et de chirurgiens; les uns étaient envoyés dans les localités où sévissaient des épidémies; les autres, s'occupant d'une spécialité, (1) devaient répondre aux appels qui leur étaient adressés par les communautés ou les particuliers. Tous recevaient une pension annuelle.

§ 4.

## Les Médecins et Chirurgiens pensionnaires.

Cette institution des États n'était du reste ni de leur invention, ni de création nouvelle ; depuis longtemps déjà, toutes les villes et tous les bourgs quelque peu importants de la région, avaient des médecins et des chirurgiens pensionnés. C'était le moyen le plus sûr de s'attacher des hommes dont on avait un besoin incessant : la juste rémunération, les privilèges qu'on leur accordait, le renom et la position que leur donnait naturellement le titre de pension-

(1) Nous avons en mains un certificat que le sieur Tilleman, chirurgien pensionné des états de Lille, s'était fait délivrer par le prieur de l'abbaye de Marchiennes après une opération qu'il était venu faire dans le bourg : Tilleman était oculiste.

naire de la communauté, les décidaient facilement à se fixer dans des lieux où ils n'eussent point songé à s'établir sans ces avantages.

Aussi, dès les premières années de l'autonomie communale, les cités riches avaient-elles déjà leur médecin et leur chirurgien, nommés par le magistrat. Au XIIIe siècle, Bruges, qui comptait alors au premier rang des communes de Flandre, avait deux praticiens, recevant chacun 8 livres parisis 9 escalins : leur pension fut progressivement augmentée, et, comme la ville prenait chaque jour une nouvelle importance, leur nombre s'accrut aussi. Vers l'an 1400, il y avait deux médecins recevant l'un 240 livres et l'autre 100, et trois chirurgiens recevant le premier 100 livres, le second 50 et le troisième 25; chacun avait de plus droit à un habit d'été et à un habit d'hiver. (1)

Cet usage se généralisa rapidement : Dunkerque (2), Douai, Lille. toutes les villes de la Flandre eurent leurs médecins et leurs chirurgiens pensionnaires. Les comptes de ces cités contiennent de nombreux ordres de payement au nom de ces fonctionnaires. Plus tard, les petites villes et les bourgs nommèrent à leur tour des pensionnaires. Les riches communautés choisissaient même des spécialistes : Bruges, (3) Douai, (4) Dunkerque, etc., faisaient venir des Spécialistes.

(1) Le vêtement d'été était écarlate pour les médecins et bleu pour les chirurgiens : celui d'hiver était bleu pour les premiers et vert pour les seconds.

(2) Au commencement du XIVe siècle, Dunkerque donnait 24 livres par an à son chirurgien pensionnaire : le taux resta le même peudant plus de 150 ans. (*Histoire de Dunkerque*, par Derode, par 335).

(3) En 1643, maître Jean Bullens d'Utrecht reçoit seize livres de gros pour avoir opéré huit enfants de Bruges de pierre ou de hernie : le magistrat le décide à se fixer dans cette ville, moyennant 25 livres de pension et 2 livres par opération, faite par ordre. En 1764, Laurent de Paepe reçoit 200 florins pour venir de Gand opérer les calculeux deux fois l'an.

(4) « Le 26 novembre 1710, pension à un lithotomiste. » (*Archives de Douai*, BB-19, f° 118).

chirurgiens herniaires, lithotomistes (1) ou même dentistes, ou chargeaient un médecin de soigner un genre donné de maladie. (2)

Les noms.

Ces médecins, porteurs, surtout avant le dix-septième siècle, des titres les plus divers, *physiciens, praticiens, mires, pocheurs, opérateurs, ostéologistes, barbiers, chirurgiens, médecins,* (3) *maîtres en chirurgie, licenciés ou docteurs en médecine,* (4) avaient aussi des origines bien différentes.

Les études.

Avant la constitution de l'Université de Louvain en 1426, ils allaient étudier à Paris, à Rome, à Milan, à Bologne dans les écoles célèbres; certains se rendaient à Boulogne, à Angers, ou dans les autres villes qui possédaient des médecins renommés; d'autres enfin, surtout les chirurgiens, ouvraient purement et simplement une « *bouticque* » et exerçaient sans autre préparation.

Les corporations.

Plus tard, quand les corporations de chirurgiens et de barbiers se furent établies dans les grandes villes, ceux qui voulurent le devenir à leur tour, allèrent passer un certain temps, trois ans le plus souvent, auprès d'un maître et se firent ensuite agréer par le doyen et la jurande. Au commencement du seizième siècle, on n'admit plus en Flandre que les licenciés en médecine, sortis de Louvain ou de Rome : Douai prit bientôt rang à son tour.

(1) Vers l'année 1700, frère Jacques de Beaulieu, ermite bourguignon et chirurgien lithotomiste très habile vint en Flandre et toutes les cités se le disputèrent.

(2) « Le 9 janvier 1782, nomination d'un chirurgien pensionnaire, chargé » de soigner les maladies vénériennes. » (*Archives de Douai,* BB 28, f° 1).

(3) Les femmes même prenaient ce titre, mais au féminin : « A Jac- » queline, médecine, commise garde pour solliciter les povres infectes, en don » gratuit, XII sols. » (*Archives de Douai,* CC-299, f° 175).

(4) On établissait très souvent une confusion entre les deux titres et on appelait docteur celui qui n'était que licencié, on donnait même parfois les deux noms : Jacobus-Albertus Swyngedauw, licentiat in de medecine, « overl. doctor pensionnaris tot coteryck. » (*Inscriptions funéraires de St-Vaast, à Bailleul, en 1790,* par J. de Coussemaker).

Les magistrats veillaient à ce que les individus sans titres n'exerçassent point indûment : (1) le fouet, l'amende, le bannissement étaient les châtiments ordinaires de cette infraction aux coutumes. La chirurgie et la médecine formaient deux professions bien distinctes; les médecins ne pouvaient même pas faire une saignée et le médecin pensionnaire lui-même était le plus souvent soumis à cette régle dont les chirurgiens exigeaient la stricte observation. De leur côté, les médecins le leur rendaient bien et leur interdisaient absolument l'exercice de la médecine. Cet usage, accepté partout, fut sanctionné par les décisions des magistrats et même par des édits royaux ou impériaux qui déclarérent incompatibles les fonctions de médecin, de chirurgien et d'apothicaire; ces édits ne s'appliquaient, du reste, que dans les villes ou les bourgs assez importants pour avoir plusieurs praticiens.

Incompatibité

Les fonctions des médecins et des chirurgiens pensionnaires étaient assez étendues : ils donnaient des soins à domicile aux malades pauvres qui les faisaient appeler ou allaient visiter dans les prisons les détenus malades; ils ouvraient souvent, soit seuls, soit avec le concours de leurs confréres. des dispensaires où ils donnaient des consultations gratuites à tous ceux qui se présentaient : cet usage semble s'être établi surtout au dix-septiéme siécle.

Fonctions des pensionnaires.

Ils devaient surveiller les individus qui pratiquaient, comme les pocheurs, les rebouteurs, etc., sans titres bien établis et que le magistrat tolérait parfois. Quelquefois même, comme dans le Franc de Bruges, ils devaient interroger de temps en temps leurs collégues, médecins ou chirurgiens, et viser leur diplôme; ils avaient même un

(1) Le magistrat, comme nous le disons plus loin, permettait pourtant à certains de ces individus d'exercer : il arrivait même que, comme à Douai, il leur accordait une pension, mais c'était chose rare.

contrôle à exercer sur la pratique de leur art et pouvaient être appelés à donner leur avis sur les opérations, faites dans la ville, si elles avaient eu des conséquences fâcheuses. Les sages-femmes, dans bien des localités, avaient à passer périodiquement un examen devant le magistrat et les médecins pensionnaires pour faire constater leurs aptitudes : faute de satisfaire aux questions posées, elles pouvaient toujours se voir retirer l'autorisation de pratiquer leur art.

Médecine judiciaire.

Les pensionnaires devaient également exercer l'emploi de médecins légistes : partout, à Lille et à Douai, comme à Bruges et à Malines, on les voit chargés de faire l'autopsie des personnes assassinées ou empoisonnées, et de donner leur avis sur les cas de mort singuliers, à l'exclusion de tous autres praticiens, comme le disent plusieurs documents. (1) Ils doivent assister à l'interrogatoire des prévenus, quand il y a lieu d'appliquer la torture : lors des procès de sorcellerie, qui se firent dans nos provinces aux seizième et dix-septième siècles, le conseil de Flandre, pour empêcher les grossières erreurs du bourreau, décida que les médecins seuls seraient chargés d'examiner les accusés et de rechercher la fameuse empreinte diabolique. (2) Ils assistaient également aux supplices, et leur parole toute-puissante pouvait suspendre l'exécution de l'arrêt : enfin ils devaient donner leurs soins aux suppliciés dont la condamnation n'impliquait point la peine de mort.

Service des armées.

Leurs attributions comprenaient en général une troisième partie : avant la fin du dix-septième siècle, le service médical des armées n'existait point, et bien souvent nombre

(1) Cette question donna même lieu en diverses cités et à diverses époques à des conflits assez sérieux, quand par exemple une ville était divisée en plusieurs juridictions.

(2) Cette sage mesure sauva la vie de bien des innocents ; les bourreaux prenaient pour des empreintes les tâches blanches, rouges ou brunes qui pouvaient se trouver sur la peau, aussi leur ignorance causa-t-elle parfois la mort de bien des malheureux.

de blessés mouraient, faute de soins, à l'endroit même où ils étaient tombés : « Le lit d'honneur des blessés, disait » La Noue, est le fossé où les a jetés une bonne arque- » busade. »

Mais si les médecins étaient rares aux armées, il y en avait pourtant : les princes, les généraux, les personnages d'un rang élevé avaient un ou plusieurs médecins ou chirurgiens (1) attachés à leur personne et qui les suivaient partout. De leur côté, les magistrats des communes, soucieux de la vie de leurs concitoyens, prenaient des mesures pour faire porter secours, s'il était nécessaire, aux membres des ghildes et des confréries d'archers, d'arquebusiers, de canonniers qu'ils envoyaient rejoindre les troupes de leurs suzerains ou de leurs alliés (2).

Ce sont d'abord les chirurgiens pensionnaires qui sont désignés pour ce service : en 1293, Wauthier Blankhart, de Bruges, reçoit vingt-huit livres parisis pour accompagner en Hainaut l'armée de Gui de Dampierre. Des comptes semblables existent dans les archives d'Ypres, de Douai, etc... Même plus tard, on employait encore les médecins et chirurgiens civils quand le nombre des chirurgiens-majors (on les appela ainsi dès le commencement du dix-septième siècle) ne répondait pas à celui des blessés et des malades(3).

(1) Les médecins des princes étaient des personnages, investis de la confiance de leurs maîtres, et souvent honorés du titre de conseiller. Ils obtenaient quelquefois de riches domaines : l'empereur Lothaire Ier, vers 840, donnait à son médecin Hansard un magnifique bénéfice près de Marvilles. Plus tard, Louis de Mâle créait son physicien Jean de Huesdine, chanoine et prébendier de l'église de Courtrai. Charles-Quint comblait de richesses son médecin, Corneille de Baersdorp, chevalier et comte du St-Empire. Les exemples de ce genre abondent : ajoutons que les cités cherchaient à s'attirer la bienveillance de ces médecins par des présents considérables.

(2) On envoyait aussi des médecins et des chirurgiens à bord des navires de guerre, comme on le voit dans les comptes de Bruges de l'année 1536 ; mais ces praticiens étaient beaucoup moins bien payés que la plupart des matelots.

(3) Ajoutons incidemment que les bourgs et les villages étaient souvent obligés de fournir des infirmiers aux armées en campagne, stationnées dans leur voisinage : c'était pour eux une source de grosses dépenses, comme on le verra plus loin à propos de Roubaix.

Telles étaient les obligations des pensionnaires : mais à certaines époques, en temps d'épidémie, la rapidité de la contagion ne permettait pas toujours de visiter tous les sujets atteints et de leur donner les soins suffisants ; le magistrat intervenait alors de nouveau. Dans tous les comptes de dépenses, occasionnées par la peste qui ravagea tant de fois la Flandre, de l'an 1000 à la fin du dix-huitième siècle, on trouve un article spécial pour les honoraires des médecins et des chirurgiens des pestiférés. On évitait aux pensionnaires un surcroît de besogne, pénible pour eux et préjudiciable au traitement des malades, et on pouvait de la sorte mieux isoler les personnes contaminées. Les médecins et les chirurgiens des pestiférés, vêtus de couleur rouge, ne devaient avoir de rapports qu'avec les individus malades de la peste et se bien garder d'approcher les hommes sains.

Médecins des pestiférés.

Surveillance des médecins

Le magistrat, usant d'ailleurs des droits que lui donnaient les chartes des communes et les usages de la région, s'immisçait volontiers dans les affaires médicales. Cette ingérence de l'administration civile dans ces questions d'un ordre particulier, pouvait être regrettable dans quelques circonstances, mais elle avait en général l'avantage d'encourager les médecins consciencieux et de prévenir les erreurs ou la négligence des autres. (1)

Récompenses

Le magistrat n'hésitait point à leur donner parfois des preuves palpables de sa satisfaction : ses avertissements au contraire étaient sévères. En 1399, à Bruges, l'un des chirurgiens, Thierry de Smet, appelé en consultation avec plusieurs autres auprès d'un homme qui avait une jambe gravement malade, refusa de l'amputer malgré le sentiment

(1) Dans certaines villes, avant d'entreprendre une opération importante, il fallait en demander l'autorisation au magistrat qui envoyait deux personnes chargées d'y assister et de lui en rendre compte.

unanime de ses collègues et réussit à le guérir par ses soins assidus. Le magistrat, satisfait de cet heureux essai de chirurgie conservatrice, lui accorda une gratification considérable.

Châtiments

D'autre part, en 1482, il condamnait à l'énorme amende de trois couronnes d'or, un médecin, Jean Van Weinzberghe, coupable d'avoir mal soigné la femme d'un des bourgeois de la cité.

A Douai, le 24 mai 1675, on fit défense à un chirurgien maladroit de pratiquer dorénavant la saignée ; à Dunkerque, on forçait les *praticiens inhabiles à indemniser les victimes* de leur inexpérience (1).

Révocations

Le magistrat recevait avec bienveillance les plaintes des pauvres, et, après avoir fait son enquête, leur donnait satisfaction, si leurs réclamations étaient fondées. Bien souvent on le vit *destituer sans pitié les pensionnaires qui ne s'acquittaient pas exactement de leurs devoirs et osaient négliger le service des malheureux.*

Conduite des médecins.

La conduite privée des médecins était aussi l'objet d'une surveillance rigoureuse. Malheur à celui qui s'enivrait ! malheur à celui dont la moralité ne répondait pas à la dignité de ses fonctions ! malheur encore à celui qui, oublieux des devoirs de sa charge, facilitait de coupables pratiques à des gens désireux d'échapper à un déshonneur mérité, ou avides de recueillir un héritage trop lent à venir ! La justice les frappait plus durement que les autres citoyens (2).

(1) *Histoire de Dunkerque*, par V. Derode, p. 317.

(2) En 1550, deux médecins, Gerard Van Cune et Jacques Clayer sont flagellés et bannis de Bruges pendant 50 ans, le premier pour viol et le second pour complicité dans un avortement.

## § 5.

### Les Apothicaires pensionnaires.

Fourniture des drogues

A côté des médecins et des chirurgiens pensionnaires, existaient dans les villes les apothicaires pensionnaires, qui devaient fournir gratuitement les remèdes nécessaires aux malades indigents : tantôt les médicaments étaient payés par le magistrat sur la présentation des ordonnances des médecins; tantôt au contraire l'apothicaire recevait une pension fixe et devait délivrer toutes les drogues demandées par les médecins et chirurgiens.

L'apothicaire était, lui aussi, l'objet d'une étroite surveillance : son officine était visitée fréquemment par des échevins, accompagnés d'un médecin, pour s'assurer qu'elle était fournie de toutes les drogues nécessaires et que ces drogues étaient de bonne qualité ; sinon une révocation immédiate, accompagnée souvent d'une forte amende, lui faisait connaître le légitime mécontentement du magistrat.

Pharmacopées

En plusieurs endroits, celui-ci fit déterminer les remèdes que l'apothicaire était tenu d'avoir chez lui : à Lille, notamment, quinze médecins et pharmaciens furent chargés de composer une pharmacopée et reçurent pour cet ouvrage 480 livres, à valoir sur le compte de 1639. Ce livre, intitulé *Pharmacopaea Lillensis*, était fait « *pour le mainténement* » *et conservation de la Pharmacie, et pour le bien du* » *publicq* » : imprimé pour la première fois en 1640, il fut réédité en 1694. Douai eut aussi son *Dispensaire de Pharmacie* ou *Pharmacopaea Duacena*.

## § 6.

### Les Sages-Femmes pensionnaires.

Bien que l'existence de ce service ne fût point constante,

il est pourtant peu de villes ou de bourgs où il ait manqué : rarement voyons-nous la sage-femme pensionnaire remplacée à certains moments, comme c'est arrivé à Roubaix et à Douai, par un chirurgien-accoucheur-juré.

Avantages

Le titre de sage-femme pensionnaire était envié : il procurait à celle qui en jouissait de grands avantages (1). La plupart des autres sages-femmes devaient l'appeler lorsque l'accouchement était difficile ou simplement laborieux, ce qui lui assurait une clientèle étendue et choisie ; sa pension était assez élevée (200 livres en 1683); de plus, son mari était souvent exempté des charges communales (telles que celles de pauvriseur, margliseur, etc...), du service de garde, voire même parfois du payement des tailles. Enfin, certaines sages-femmes pensionnaires, après avoir abandonné leurs fonctions, recevaient encore une pension à titre de récompense.

Obligations

Les sages-femmes pensionnaires devaient « *assister charitablement et gratuitement* » les femmes pauvres et s'occuper des enfants malades. Lorsque la justice donnait ordre d'examiner une femme, soit pour constater des traces de violence, soit pour s'assurer qu'elle était enceinte, elles étaient toujours désignées pour faire l'examen; il en était de même quand on retrouvait le cadavre d'une femme ou d'un enfant. Ce n'est que vers la fin du dix-septième siècle, semble-t-il, que les médecins commencèrent à être chargés de ces sortes de constatations.

Sages-femmes rouges.

En temps d'épidémie, on nommait d'autres sages-femmes pensionnaires qui ne devaient s'occuper que des pestiférés : ces sages-femmes recevaient un vêtement et une baguette rouges, ce qui les fit appeler les *sages-femmes rouges*.

(1) Les souverains mêmes leur témoignaient parfois leur bienveillance. Philippe le Beau, en 1505, fait remettre une grosse somme à celle de Lille, Jeanne Michelle. Le 14 mai 1784, Albert-Casimir et Marie-Christine accordent une pension de 100 florins à l'accoucheuse-jurée de Bruges, nommée Willaert.

Les Etudes

Les sages-femmes apprenaient souvent leur art les unes des autres : un bon nombre allaient étudier près d'un chirurgien connu à Gand, à Lille, à Paris, etc. Plus tard, on institua des cours d'obstétrique dans plusieurs villes de Flandre, notamment à Nieuport, où madame Le Boursier du Coudray, sage-femme très renommée et pensionnaire de la cour de France, en ouvrit un en 1778, et à Maldeghem, où Jean-Baptiste de Laeter, de Couckelaere, chirurgien-accoucheur, commença à professer (1) en 1785. Dès le 13 mars 1762, l'échevinage de Lille avait créé deux cours d'accouchements, l'un pour les garçons-chirurgiens, l'autre pour les élèves sages-femmes.

La Surveillance.

Avant de pouvoir exercer, les sages-femmes devaient passer un examen, soit dans la ville où elles avaient fait leurs études, soit dans celle où elles voulaient pratiquer. Du reste, comme nous l'avons dit plus haut, le magistrat les faisait souvent interroger par le médecin ou le chirurgien pensionnaires et ne laissait que peu de liberté à celles qui ne semblaient pas offrir toutes les garanties désirables. Ajoutons que les sages-femmes devaient *veiller à ce que l'enfant fût baptisé au plus tôt* : celles qui négligeaient ce devoir étaient révoquées sans pitié et ne pouvaient plus exercer (2).

L'organisation des secours gratuits pour les malades pauvres était donc complète. Des hôpitaux étaient destinés aux plus gravement atteints ; les autres recevaient les soins de médecins et de chirurgiens, payés dans ce but et soumis à des règlements sévères. On leur donnait également les remèdes et les aliments dont ils avaient besoin.

(1) Ce cours était subventionné par le magistrat du Franc de Bruges : il fut supprimé à la Révolution.

(2) Pendant son séjour en Flandre, le duc d'Albe, don Fernando Alvarez de Tolèdo, rappela cette obligation à tous les magistrats par une lettre circulaire, datée de Bruxelles, le 27 mai 1569.

Cette institution s'est perpétuée jusqu'à nous. Supprimée par la Révolution, elle fut bientôt restaurée sous des noms différents, mais son essence n'a pas changé. La science des médecins s'est sans doute accrue; on a pu trouver des remédes plus efficaces, mais on n'a rien ajouté à la sollicitude pour les malades pauvres. L'organisation des secours aux malades, telle que nous venons de l'esquisser, prouve en effet que nos péres savaient compâtir aux misères de leur prochain et prendre tous les moyeus propres à les soulager : elle montre aussi que l'administration paternelle et vigilante du magistrat étendait ses soins à tout ce qui intéressait ses administrés.

## CHAPITRE II.

# La Santé publique en Flandre.

Pour nous rendre un compte exact de ce que fut l'état sanitaire de la Flandre au moyen âge et dans les temps modernes, nous devons examiner d'abord les conditions de salubrité du pays et les mesures prises par les autorités pour les modifier, et présenter ensuite un rapide exposé chronologique des nombreuses et terribles épidémies qui sévirent dans notre région. Notre chapitre se divisera donc naturellement en deux parties : l'une consacrée à l'hygiène, l'autre aux maladies et aux épidémies de peste.

## A

### L'Hygiène publique.

Quelles étaient les conditions de salubrité du pays ? Quelles mesures les magistrats des diverses villes adoptérent-ils pour les améliorer ? Telles sont les questions que nous avons à nous poser. Nous ferons de la description du sol et du climat de la Flandre l'objet d'un paragraphe spécial ; nous verrons ensuite les mesures de voirie, puis les moyens qu'on employa pour diminuer le nombre des animaux errants, si considérable autrefois ; enfin, dans une dernière partie, nous rapporterons ce que les autorités firent pour assurer autant que possible la bonne qualité des aliments et des boissons.

§ 1er.

**Le Pays.**

La Flandre, encadrée par la mer d'une part et le cours de l'Escaut de l'autre, est une vaste plaine dont la monotonie est à peine rompue par le mont Cassel, le mont des Cats, le mont de Kemmel et les quelques hauteurs qui les entourent. Le terrain plat, parfois même à peine plus élevé que le niveau de la mer, doit nécessairement se ressentir de ce défaut au point de vue de l'écoulement des eaux. Aussi, si nous nous reportons à dix siècles en arrière (1), nous voyons, d'après les documents trop rares de l'époque mais dont certains vestiges confirment l'exactitude, que des marais nombreux et étendus existaient sur la surface du pays; une foule de rivières et de ruisseaux y prenaient naissance et portaient le trop plein dans la mer. Mais ces écoulements, souvent insuffisants, prévenaient à peine l'inondation du pays, et fréquemment les terres voisines des cours d'eau étaient submergées, quand il survenait des neiges ou des pluies abondantes. Ne voyons-nous pas encore assez souvent de nos jours les vallées de la Lys et de la Scarpe inondées au commencement de l'hiver et rester sous l'eau pendant plusieurs mois. Sol humide de la Flandre.

Les marais de la Flandre formaient trois lignes bien distinctes, séparées par les simples accidents géographiques du sol. La première ligne existait dans la Flandre maritime; elle était limitée par la mer, l'Escaut et la ligne de hauteurs dont nous avons parlé plus haut : les eaux de la mer faisaient encore de fréquentes irruptions sur ce territoire et nous savons quelle patience et quel immense labeur il a Les marais de la Flandre maritime.

(1) Il y a quatorze ou quinze siècles, la mer formait un golfe jusqu'à Saint-Omer et un autre à l'endroit où sont maintenant Furnes, Nieuport, Dixmude, etc... L'Aa et l'Yser seraient les canaux naturels de dessèchement de ces territoires.

fallu pour mettre ces contrées à l'abri de la fureur des éléments et gagner peu à peu du terrain. On a du reste conservé des traces nombreuses de ces anciens marais : le Clair-Marais, les Wateringues, les Moëres; plus loin les tourbières de Furnes et de Dixmude, et enfin les plaines basses de Cadsand et les tourbières d'Hulst. Le réseau des canaux de la Flandre maritime a d'abord été destiné à dessécher le sol.

Les marais de la Flandre Wallonne.

Les bords de la Lys, de la Deûle et de la Marque formaient la seconde ligne, séparée de la première par le mont Cassel et les monts voisins, et de la troisième par le Mons-en-Pévèle et les hauteurs qui s'y rattachent. Les plaines de la Lys ont été longtemps submergées : maintenant encore on reconnaît facilement que ces prairies basses, souvent inondées pendant une partie de l'hiver, impropres à recevoir une culture sérieuse, sont formées d'anciens marécages qui se sont remplis et asséchés peu à peu. Les marais de la Deûle existent même encore. Le nom de la ville de Lille indique son origine : le château du Buc fut construit au milieu des marais qui bordaient la rivière, et le réseau inextricable des canaux, que des travaux activement menés achèvent de dérober à la vue ainsi qu'à l'odorat des promeneurs, montre assez quelle peine on eut à dessécher le sol. Encore convient-il d'ajouter qu'aux jours de mauvais temps, Lille ne parvient pas à voiler son passé et voit reparaître son sol boueux d'autrefois.

Au-delà, le pays était aussi coupé par de vastes marais qui s'étendaient jusque vers Carvin : ces marais qui étaient plutôt de véritables lacs, étaient agités par de fréquentes tempêtes et inondaient bien souvent les cantons voisins. En 1147 notamment, les quartiers de Weppes et de Mélantois furent ravagés et subirent d'affreux désastres : de graves épidémies suivirent ces inondations. Le comte de Flandre, Thierry d'Alsace, ému de cette calamité publique, résolut de faire dessécher les marais de Loos, d'Esquermes et de Wazemmes, et pria saint Bernard de lui envoyer des religieux de son ordre pour exécuter ce travail : telle fut l'origine de l'abbaye de Loos. Aujourd'hui, il subsiste encore des parties de ces marais, particulièrement à Emmerin.

Les marais des bords de la Scarpe.

La troisième ligne était constituée par les plaines de la Scarpe : pour quiconque a vu cette contrée, il n'est pas douteux qu'il y a peu de temps encore, elle ne formât qu'une succession de marécages. Les environs de Saint-Amand, de Marchiennes et de Douai en conservent bien des souvenirs : d'ailleurs nous pouvons noter, comme vestiges considérables, le marais des Six-Villes, la mer de Flines, les tourbières de Wagnonville et de Marchiennes (1). Dans cette région, ce sont aussi les moines qui ont entrepris les grands travaux de dessèchement, et c'est aux abbayes d'Anchin, de Marchiennes, d'Hasnon, de Saint-Amand, qu'on doit l'amélioration du sol de cette région.

Nous n'avons pas besoin d'insister sur les causes d'insalubrité que présentaient ces nombreux marais et d'expliquer le danger qui en résultait pour les habitants du pays ; mais ils étaient entrecoupés de forêts, aujourd'hui abattues pour la plupart, qui en tempéraient en partie les inconvénients.

Les hauteurs de Flandre.

Si les contrées marécageuses étaient exposées à toutes sortes de maux et voyaient leurs habitants décimés par la fièvre et par de fréquentes épidémies, les rares hauteurs de la Flandre jouissaient d'une immunité relative. Ne souffrant point des émanations malsaines d'un sol humide et spongieux, fouettées sans cesse par les vents, elles

(1) Ajoutons que d'après la carte d'état-major, toutes les parties de terre des bords de la Scarpe de Douai à Mortagne portent le nom de marais.

constituaient un séjour en quelque sorte privilégié, et les populations établies sur les flancs ou les sommets des monts, pourtant bien peu élevés, de notre région, étaient visitées beaucoup moins souvent que celles de la plaine par les maladies contagieuses. Ainsi, tandis que Douai et Lille étaient ravagés sans relâche par la peste pendant près de huit siècles, Cassel, perché au haut de sa montagne, voyait le fléau n'apparaître sérieusement dans ses murs que trois fois (1).

Si le sol était peu favorable en général à la santé, le climat ne pouvait l'être. Le froid et surtout l'humidité prédisposent à bien des maladies : aussi notre pays devait-il être, autrefois comme de nos jours, un véritable foyer de phtisie et de rhumatisme. Ces inconvénients n'ont du reste jamais empêché les Flamands d'aimer leur patrie et de la préférer à toutes les autres régions.

Les habitations.

Aux causes d'insalubrité provenant du sol, s'en joignaient d'autres dues aux habitations et au genre de vie. Les maisons de la campagne et des bourgs étaient construites en torchis et couvertes en chaume (2) ; le sol était formé de terre battue; les portes mal jointes laissaient passer le vent et bien souvent l'eau; les fenêtres d'une exiguïté remarquable, quand il en existait, souvent fermées par un lambeau d'étoffe, laissaient à peine filtrer la lumière et bien rarement un faible rayon de soleil. En un mot, toutes les conditions semblaient réunies pour rendre les habitations le plus humides possible. Bien plus, dans la plupart des fermes, l'étable, l'écurie, la porcherie, les granges communiquaient directement avec le logement du tenancier, qui recevait ainsi leurs exhalaisons malsaines ; et devant la porte, le fumier, pourrissant dans une fosse

(1) D'après le docteur De Smyttère.

(2) On en peut voir encore bien des spécimens.

remplie d'eau corrompue, formait un nouveau foyer d'infection.

Les villes

Dans les villes, la situation n'était guère meilleure : si les nobles et les riches bourgeois avaient des logis convenables (1), les artisans habitaient presque tous des maisons aussi défectueuses que celles des paysans. L'insalubrité des habitations s'accroissait encore de celle des rues. Étroites, tortueuses, mal pavées (elles ne le furent même qu'à partir du XIIIe et du XIVe siècle), sans fil d'eau ni égouts, encombrées d'immondices de toutes espèces, les rues formaient pour la plupart de véritables cloaques d'où se dégageaient des émanations fétides et d'autant plus dangereuses que l'air, circulant avec peine entre les maisons trop rapprochées, ne se renouvelait qu'imparfaitement. Trop heureux était-on quand les étages supérieurs n'arrêtaient point la lumière en formant saillie au-dessus de la chaussée, comme on le voit encore dans quelques coins de certaines vieilles cités.

L'alimentation

L'alimentation tient aussi une grande place dans les conditions de la santé publique. Si les riches pouvaient se procurer une foule de choses utiles et se nourrir convenablement, le menu peuple était moins bien partagé : sa nourriture se composait en grande partie de pain de seigle ou d'orge. Bien souvent, la guerre venait désoler notre contrée; les armées et particulièrement les troupes mercenaires, composées de bandits prêts à tout et surtout à mal faire, pillaient les fermes, dévastaient les basses-cours et détruisaient les moissons à plaisir ; les chefs de ces bandes semblaient avoir pris pour devise le mot du féroce Attila : « *Là où mon cheval a passé, l'herbe ne croît plus.* » Cette conduite barbare ruinait le paysan et privait les artisans

(1) Il faut pourtant remarquer que ces maisons étaient loin de remplir les conditions d'hygiène recommandées de nos jours.

des cités d'un pain, devenu trop cher pour leurs faibles ressources.

Nous ne devons guère parler des inconvénients que présentait l'usage des boissons fermentées : la bière, le vin, l'hydromel furent d'abord les seules employées; l'eau-de-vie et ses dérivés sont les fruits d'une civilisation (?) plus avancée. La vieille cervoise des Gaulois était fort en honneur et, autrefois comme aujourd'hui, l'usage devenait bien souvent de l'abus : on savait boire en ce temps-là, et bien des « *hostelleries* » des anciennes cités de Flandre pourraient nous redire, si elles existaient encore, les « *beuveries* » formidables de nos pères. Nous n'en voulons donner qu'un exemple. A Lille, vers 1610, se formèrent de nombreuses confréries de buveurs qui, au moyen de paris, s'excitaient à boire à qui mieux mieux. Armés de gigantesques *widercomes,* les champions, assis à la même table, buvaient jusqu'à ce que l'un d'eux désaltéré et au-delà, fût obligé de s'avouer vaincu : son partenaire devait parachever son triomphe en vidant coup sur coup quatre coupes d'un seul trait. Le magistrat s'émut, à juste titre, de ce genre nouveau de tournoi qui avait aussi ses victimes, et, pour assurer la disparition de ces joûtes, qui n'étaient pas toujours pacifiques, il fit défense de s'adresser de semblables défis. Il ordonna même aux sergents de faire des perquisitions dans les cabarets et dans les verreries, et de briser tous les widercomes qui leur tomberaient sous la main (1).

Nous ne pouvons, à cause des dimensions restreintes de cette étude, entrer dans plus de détails : nous avons voulu simplement donner quelques indications sur le sol, le climat et les usages de la Flandre, afin de mieux faire ressortir tout ce que les autorités ont dû faire pour rendre

(1) Mémoire sur l'histoire de la Flandre wallonne, par Lebon, p. 85.

le pays salubre, et expliquer la fréquence et la gravité des épidémies qui ont ravagé la région.

§ 2.

**Les Mesures de Salubrité.**

Les principales mesures de salubrité, prises par le magistrat, avaient trait à la propreté des rues de la cité : de nombreuses ordonnances prouvent l'importance qu'on y attachait dès le XVe siècle. A Bruges, en 1464, on ordonne de nettoyer régulièrement toutes les rues une ou deux fois par semaine et on tient rigoureusement la main à cette prescription; en 1632, on commande de balayer tous les jours et de dégager avec soin les regards d'égout. Lille a le droit de revendiquer un usage tout aussi ancien : dès le commencement du quinzième siècle, et peut-être avant, on nettoyait les rues, mais les immondices étaient déposées sur le bord des chemins tout autour de la ville : leur accumulation produisait des exhalaisons pernicieuses et l'échevinage, ému des dangers qui en résultaient pour la santé publique, décida, le 3 janvier 1470, de les faire enlever et porter au loin. Le 25 septembre 1668, il renouvela sa décision et prit à sa charge les frais occasionnés par sa mise à exécution. La Voirie

A Tournai, l'usage est également assez ancien, mais il tomba peu à peu en désuétude, et il a fallu que les consaulx édictassent, le 22 décembre 1760, un règlement spécial pour l'entretien des rues et l'enlèvement des boues. Dix ans plus tard, le 27 novembre 1770, ils ordonnèrent de balayer le mercredi et le samedi de chaque semaine, à peine de trois florins d'amende par contravention. On était donc, sous ce rapport, plus rigide alors qu'aujourd'hui.

A Ypres, le magistrat n'était pas moins sévère : le

19 juillet 1716, il défend de jeter des immondices dans les rues, les conduites d'eau et les fossés des remparts, et renouvelle cette défense en 1722 et 1742. Une ordonnance du 9 décembre 1737 établit l'obligation de balayer les chaussées et de porter les balayures hors de la ville. Ces prescriptions furent répétées plusieurs fois dans les années qui suivirent.

Les cimetières

Une autre cause d'insalubrité, c'étaient les cimetières qui, trop exigus le plus souvent (1), devenaient une source permanente de miasmes et un véritable foyer d'infection pour les habitants des villes et des villages, au centre desquels ils étaient presque tous placés. Les magistrats s'en préoccupèrent fréquemment; les intendants et les gouverneurs durent même intervenir; mais l'habitude prise et le mauvais vouloir du peuple paralysèrent bien souvent leurs efforts. Il fallut un ordre de l'autorité suprême pour mettre un terme aux résistances : le roi Louis XVI, par un édit (2) du 10 mars 1776, défendit d'enterrer désormais dans les églises, chapelles, etc... et quelques années après nomma des commissions de médecins et d'experts qui devaient faire agrandir les cimetières partout où le besoin s'en faisait sentir. Dans la Flandre impériale les principales villes prirent, vers cette époque, des mesures efficaces : nous voyons notamment le magistrat d'Ypres défendre, le 18 mai 1781, d'enterrer dans les bâtiments destinés au culte, et publier, le 13 août de la même année, un règlement pour les inhumations dans les cimetières.

(1) M. de Pettenkofer dans une conférence, faite à Vienne au congrès international d'hygiène et de démographie, a affirmé que les cimetières n'étaient et ne pouvaient être par eux-mêmes la cause d'aucun danger, au moins quand leur surface était assez étendue pour le chiffre de la population à desservir. (septembre 1887).

(2) Il est regrettable que l'on ait supprimé cette pieuse habitude d'inhumer dans les églises, d'autant qu'en réalité la santé publique n'en éprouvait aucun inconvénient.

L'autorité s'occupait également des habitations et ne reculait devant aucun moyen d'assainissement. Dès 1485, le Magistrat de Bruges faisait démolir des maisons pour cause d'insalubrité, et, en 1548, l'Echevinage de Lille, voulant à la fois faire disparaître des constructions malsaines et aérer le quartier, acheta de l'hôpital Saint-Sauveur l'une de ses propriétés, comprenant vingt maisons, les fit abattre et créa une place au lieu même où elles se trouvaient.

Les eaux

Trois cents ans auparavant, l'Echevinage, ayant constaté que certains quartiers de la ville étaient plus atteints que les autres par les épidémies à cause de la mauvaise qualité des eaux, avait acheté d'Henri, sire de Marbaix et du Breucq, la propriété du *plasch* de Fives et des sources de la Falesque qui relevaient de sa terre du Breucq (1), et avait fait établir, en 1285, une canalisation, destinée à porter ces eaux sur les divers points de la ville.

Surveillance des rivières

Les magistrats, le conseil de Flandre, ou les gouverneurs de la province prenaient, au point de vue des rivières, des décisions qui intéressaient non seulement les villes, mais tout le pays. On défendit à plusieurs reprises de jeter des immondices dans les cours d'eau et on prescrivit un curage régulier de leur lit, surtout dans la traversée des cités.

Lille, en 1578, obtint l'autorisation de faire des travaux considérables pour relever le niveau des eaux dans ses fossés : elle voulait par là les empêcher de croupir et d'augmenter les causes d'insalubrité déjà trop nom-

(1) « Jon, Henris, sires de Marbais et dou Bruec, chevaliers, fais à savoir à » tous céans ki ces présentes lettres veront u oront ke jou et Grars mes ainsnés » fius et hoirs avons vendut bien et loyaument à nos boens amis les eschevins » et le communitei de le vile de Lille tout le droit et tout liretage ke nous aviemes » ou plat et ou wes de Five et de tout le cours et les régies del euwe de le » Faleske et dou wes et dou plat aussi grant et aussi larghe comme il soloient » estre ancienement, et tous les praiaus de cele euwe de le Faleske, etc.... » Manuscrit Roisin.

breuses (1). Le 26 avril 1606, les Archiducs défendent aux habitants de Courrières et des villages voisins de prendre des tourbes à moins de trente pieds des bords de la Deûle, afin d'éviter l'infection des eaux de cette rivière par l'infiltration de celles qui croupissaient dans les fosses ainsi creusées (2). Vers 1763, on chargea deux médecins de faire une enquête à la Gorgue pour savoir d'où provenait l'infection des eaux de la Lauwe et chercher les moyens d'y porter remède (3).

Rouissage

Du reste une coutume fâcheuse empoisonnait les eaux courantes à diverses époques de l'année : c'était le rouissage des lins et des chanvres. En 1718, M. Méliant, intendant de Flandre, ému des réclamations des riverains et des dangers que courait la santé publique, défendit, par une ordonnance du 23 août, de rouir désormais des lins et des chanvres dans la Haute et la Basse-Deûle, la Lys et la Scarpe (4).

## § 3.

### La Divagation des Animaux.

L'un des abus que le Magistrat eut le plus à combattre et qu'il réussit le moins à faire disparaître fut la divagation des animaux ; les rues étroites des cités, comme les chemins des campagnes, étaient parcourues sans cesse par des bandes de chiens et de pourceaux qui passaient partout, se jetant dans les jambes des piétons et des chevaux, péné-

(1) *Archives du Nord*, B-1636.

(2) *Archives du Nord*, B-1836.

(3) *Archives de la Gorgue*, DD-3.

(4) Cent soixante-dix ans se sont passés depuis et les habitants des bords de la Lys ou ceux des villes qui, comme Roubaix et Tourcoing, en sont réduites à se servir des eaux limpides et parfumées de cette rivière, attendent avec impatience, mais non avec confiance, un nouveau Méliant qui les délivre aussi du rouissage en eau courante Voilà le progrès !

trant même dans les habitations, se nourrissant de tout ce qu'ils pouvaient trouver et devenant, par leur nombre et leur audace, un danger pour la sécurité publique autant que pour la santé (1).

En l'an 1121, Philippe, fils de Louis le Gros, périt parce qu'un pourceau s'était jeté dans les jambes de son cheval et que celui-ci, effrayé, avait désarçonné son cavalier : un édit, rendu aussitôt, défendit par tout le royaume de laisser vaguer désormais les pourceaux. Mais cet édit était inapplicable, parce que les troupes de bêtes à demi sauvages n'appartenaient souvent à personne ; aussi fallut-il, en 1539, publier une nouvelle ordonnance qui fut mieux observée et amena des résultats plus sérieux.

Douai semble avoir eu le privilège, peu envié d'ailleurs, de renfermer et de nourrir à toute époque des bandes nombreuses de chiens errants. On dut y instituer un fonctionnaire spécial, le *tueur de chiens* (tuekien, tuequien) dont on retrouve le salaire porté dans les comptes communaux. En 1406, Thiérion le Wautier reçoit vingt sols pour avoir dans le seul mois de juin tué soixante chiens ; en 1455, un de ses successeurs reçoit six sols pour avoir « tué un kien esragié ». Malgré ces mesures, le nombre des bêtes errantes semble avoir augmenté dans des proportions colossales, puisqu'au dire des archives, en 1542, le maître des hautes œuvres tuait en moyenne 30 chiens par semaine, et 3 à 4 douzaines, dans le même espace de temps, pendant l'année 1545. On serait tenté de croire que tous les chiens des environs se donnaient rendez-vous dans la ville. En 1585, le bourreau, à qui la charge semble définitivement

Les chiens errants

(1) « 1533-34. Aux wattes de nuit » pour avoir dans le cours de l'année enlevé quatre-vingt-dix-neuf « bestes et carongnes mortes rendant grosse » infection en plusieurs lieux et pour chacune beste IIII sols qui porte XIX livres XVI sols. » (*Archives de Douai*, CC-253, f. 253).

confiée, reçoit seize sols par semaine pour ce service particulier : enfin la guerre acharnée qu'on faisait aux chiens, porta ses fruits et leur nombre diminua sensiblement.

D'autres villes furent aussi obligées d'avoir un tueur de chiens ou tout au moins d'édicter des mesures spéciales : le 29 avril 1513, les échevins de Lille établirent un franc-tueur à cause du grand nombre de cas de rage constatés dans leur ville et, quelque temps après, ils firent demander celui de Tournai. A Bruges, en 1632, le Magistrat donna ordre de tuer tous les chiens errants. Il en fut de même à Ypres en 1716, 1729 et 1744 : on y fut forcé de donner l'ordre d'enfouir les cadavres, tant on en jetait dans les rues ou dans les fossés des remparts. Bien qu'à notre époque les mesures sévères de police locale aient amélioré la situation, il ne manque pas encore de chiens errants dans les rues de nos villes.

## § 4.

### La Surveillance des Aliments et des Boissons.

Les viandes

Nous croyons que le point où les magistrats ont montré le plus de sollicitude est la surveillance des substances destinées à l'alimentation : il est d'ailleurs bien plus facile d'apprécier la nocuité de ces substances que les conditions de salubrité d'une ville, et surtout il est plus aisé de mettre à exécution les mesures édictées à ce sujet, parce que, ne frappant directement qu'un nombre restreint d'individus, elles ne mécontentent pas la masse de la population.

Dès une époque reculée, on songea, semble-t-il, à contrôler la qualité des viandes de boucherie. A Douai, au XIV^e^ siècle, tous les porcs doivent, avant d'être abattus, passer la visite d'experts qui recherchent, dans le gosier, s'il n'existe point de signes de ladrerie ; les « viandes malsaines, indignes d'entrer au corps humain » (1) sont impitoyablement enfouies par l'officier des hautes-œuvres. A Ypres, en 1686, on nomme des égards en plus grand nombre pour examiner la viande d'une manière plus complète. En 1744, une épizootie violente sévit sur tous les troupeaux de la contrée ; la plus grande vigilance est recommandée aux égards d'Ypres (ordonnance du 20 septembre), et à Lille, dès le 29 août, le Magistrat défend de tuer, pour la consommation, les bestiaux que les égards n'ont point marqués d'une fleur de lis, tracée au fer rouge sur les cornes.

L'existence des égards avait été confirmée par des édits impériaux : nous trouvons dans « les Loix, Coustumes, Or-« donnances, Statuts et Usages de la Salle et Chastellenie « d'Ypres, décrétés à Bruxelles par l'empereur Charles V, « roi d'Espagne, comte de Flandre, etc..., les 18 et 20 juin « 1535 », de nombreuses règles, relatives à l'établissement et aux fonctions des égards chargés d'inspecter la bière, la viande, le pain, etc....

Le poisson devait aussi être frais et sain pour pouvoir être mis en vente. A Malines, en 1751, à la requête du médecin Jérémie O'Sullivan, le Magistrat interdit la vente des moules qui, disait-il, étaient malades ; en 1764, on fit enfouir 145 tonnes de harengs impropres à la consommation. De même à Douai, en 1771, on fait enterrer, par le bourreau, une tonne d'huîtres de mauvaise qualité. Le poisson

La surveillance exercée sur les boissons n'était pas moins rigoureuse que celle dont les aliments étaient l'objet. Le 8 novembre 1445 (d'après l'inventaire des Archives de Malines, tome II, page 48) les magistrats de Louvain, Les vins

(1) *Archives de Douai*, CC-323, f. 148.

Bruxelles, Anvers et Malines s'entendirent et rendirent une ordonnance contre la falsification des vins, notamment celui du Rhin : les Magistrats des villes de la Flandre prirent bientôt de semblables mesures. On ne pouvait guère avoir plus de confiance dans les eaux-de-vie que dans les vins : à Tournai, en 1610, les Consaulx, émus des accidents que produisaient les alcools, trop souvent de mauvaise qualité, en proscrivirent absolument l'usage. A Douai, en 1741, il y avait des apothicaires gourmeurs, chargés de contrôler la qualité des eaux-de-vie, moyennant 80 florins par an.

Les eaux-de-vie

La bière

La bière était souvent tout aussi frelatée que les autres boissons. Le 5 décembre 1580, il fallut défendre « à tous « brasseurs de mettre dans la bière aucuns ingrédients au- « tres que ceux qui sont nécessaires ». En 1628, à Douai, le Magistrat renouvelait la défense en précisant qu'on n'y devait introduire ni miel, ni mixture nuisible. Les brasseurs n'en continuaient pas moins à faire d'aussi mauvaise bière que par le passé. Les Etats de Lille furent obligés, le 27 mai 1686, de publier une ordonnance qu'ils renouvelérent le 10 octobre 1689 (1). Cette mesure fit de l'effet pendant

(1) « Les Baillifs des quatre Seigneurs Hauts-Justiciers, représentant l'Estat des » Châtelenies de Lille, Douay et Orchies, le Pays de la Loeu et Bourg de la Gorgue.

» Les plaintes que nous recevons de toute pars sur la méchante qualité des » bierres qui se brassent et se débitent dans l'étendue de cet Estat, et la nécessité » où nous sommes d'arrêter la continuation de ce désordre, qui ne procède que de » l'extrême avidité des Brasseurs, dont la pluspart estant propriétaires des cabarets » tient les Hostes dans un injuste engagement, qui tourne à l'intérest de la chose » publique et de vos habitans en particulier qui bien loin de réparer par sem- » blables boissons les forces que le travail de la semaine leur a fait perdre, s'en » trouvent plutôt affaiblis et dont la pluspart étant de la Loy, empêche qu'il n'y » soit aporté le remède convenable, nous obligent à vous faire scavoir, comme » nous faisons par le premier mandement, que si dans la quinzaine au plus tard » nous n'aprenons pas que les bierres soient de meilleure qualité et telles » qu'elles doivent être par raport au prix qui s'en paye. Nous permettrons à » notre Fermier de faire brasser et vendre luy-même telle quantité de bierres et » en tels lieux qu'il trouvera convenir en levant absolument les dépenses que » nous luy avons faites à cet égard, ne doutant pas qu'il ne les fasse d'une force » et d'une bonté, qui feront cesser tant de plaintes que nous ne pouvons souffrir » plus longtemps.

« Fait en l'assemblée du 10 octobre 1689. »

« Moy present. » F. P. Fruict.

(*Archives de Roubaix*, FF-18, num. 44).

quelque temps; mais bientôt les brasseurs recommencèrent à faire de la bière sans orge ni houblon, et la lutte entre eux et l'autorité continua de plus belle.

La falsification n'est donc pas chose neuve et nous devons au moins décharger notre siècle du soupçon de l'avoir inventée. Que nous voudrions n'avoir pas davantage à lui reprocher de l'avoir considérablement étendue et perfectionnée !

On peut voir, par ces quelques pages, ce que les autorités faisaient autrefois pour assurer la salubrité publique. Sans doute, les mesures qu'elles prenaient prouvent parfois plus de bonne volonté que de science ; mais ce n'est point à nous qui jouissons de l'expérience accumulée pendant plusieurs siècles, à reprocher à nos pères le peu qu'ils savaient et à en faire l'objet de railleries déplacées ou de déclamations absurdes. Quoi qu'en aient dit certains auteurs, mal renseignés ou de mauvaise foi, la Flandre du moins n'était pas un pays plongé dans la boue et dont le peuple était en proie à l'ignorance et à l'abrutissement.

## B

### Les Maladies.

Il ne peut entrer dans notre pensée d'écrire ici une topographie médicale de la Flandre et de dresser une statistique nosographique : l'expérience et les documents nous manquent pour cela. Notre but est seulement de rapporter ce que nous avons pu rassembler d'intéressant sur les maladies principales qui affligèrent notre pays et particulièrement sur la lèpre et la peste : aussi nous tairons-nous sur ces maladies, communes à tous les pays ou même spéciales aux pays humides et aux contrées marécageuses, pour ne parler que des grandes épidémies dont l'histoire, la chronique ou les archives nous ont gardé le souvenir.

La dysenterie

La dysenterie exerça souvent ses ravages en Flandre et, notamment au siècle dernier, on constata trois épidémies violentes. La première sévit à Bruges, dans le Franc et les environs : les magistrats prirent des mesures et, pour permettre aux habitants de se mettre en garde contre la maladie et de s'en guérir, on fit imprimer et distribuer partout la brochure du docteur Rega, professeur à la Faculté de médecine de Louvain, intitulée : « *Remedie van den* « *Heer Rega, docteur in de medecyne in d'Universiteyt van* « *Lowen, jegens de dissenterye ofte Rooloop* ». Bien plus tard, en 1788, cette maladie sévit dans le nord du Brabant et de la Flandre, puis s'étendit peu à peu vers le sud et fit un grand nombre de victimes. Enfin pendant la Révolution, une épidémie, causée sans doute par la mauvaise qualité des aliments et la misère du temps, éclata dans le pays et fit autant de ravages qu'en eût causés la peste : à Bruges, pendant le seul mois de septembre 1794, il mourut plus de onze cents personnes.

Suette miliaire

La suette miliaire, au dire de certains écrivains, fit aussi de nombreuses victimes en Flandre à diverses époques. Nous trouvons dans les archives de Douai (1) qu'en l'année 1528, il est fait mention de « *certaine malladye que* « *l'on dit de suerye, aïant pour lors régné es païs de* « *Flandre, Brabant et ailleurs.* » Les historiens de Lille, de Dunkerque, de Valenciennes, de Bruges, de Gand, font des observations semblables pendant le cours du seizième et du dix-septième siècle. En 1772, le docteur Planchon, de Tournai, fit imprimer un livre sur la fièvre et suette miliaires, qu'il remplit d'observations personnelles : l'Académie

(1) *Archives de Douai*, CC-249, f. 300.

royale d'Amiens lui décerna l'accessit du concours de médecine et, le 4 février suivant, les Consaulx lui firent remettre, à titre de récompense, plusieurs ouvrages de médecine d'une valeur de 3 louis environ.

Notons encore les violentes épidémies de *coqueluche* qui sévirent dans toute la Flandre, en 1414, et plus tard, en 1732 et 1733, à Douai et aux environs. le Magistrat de cette ville envoya même en cette circonstance une députation pour solliciter de l'évêque d'Arras la permission de manger de la viande pendant le carême. Avant de passer outre, ajoutons qu'il y eut plusieurs épidémies de variole (1) Le choléra
et qu'en 1757, d'après un ouvrage composé en 1760 par l'écossais Tully, médecin à Dunkerque, il y aurait eu dans cette ville une épidémie de *choléra-morbus* : il est difficile d'ailleurs de savoir si ce fut le même choléra-morbus dont l'apparition, en 1832, fut si terrible.

§ 1.

**La Lèpre.**

La lèpre, de même que la peste, a paru dans notre pays bien avant les Croisades, et c'est à tort que l'on a voulu imputer à ces glorieuses expéditions l'importation en Europe de ces maladies terribles. M. le docteur Brassac, dans un long article sur cette question (art. Eléphantiasis du dictionnaire Dechambre) établit qu'elle y existait déjà avant l'ère chrétienne : elle y avait sans doute été apportée par les légions romaines dont les soldats avaient dû la contracter pendant leur long séjour en Orient. Les druides, dit-il, connaissaient cette affection, et, sous prétexte

(1) Notons que la Flandre fut un des pays où l'on entreprit contre la vaccine une campagne acharnée : des volumes entiers furent consacrés à établir son inutilité et sa nocuité.

de purifier et de guérir ceux qui en étaient atteints, les amenaient près des dolmens et accomplissaient sur eux des cérémonies aussi ridicules qu'inefficaces : ce serait même, d'aprés M. Labourd qu'il cite à ce sujet, l'origine du mot ladre qui viendrait du celtique *la-der*, pierre aux malades.

Nous ne nous étendrons pas sur cette question, mais nous reconnaîtrons que si les Croisés n'ont ni importé ni acclimaté la lèpre dans nos contrées, il est possible pourtant que ces grandes agglomérations d'hommes, affaiblis par les combats, la mauvaise nourriture et les marches à travers des pays arides ou malsains, et par suite très exposés à contracter les maladies infectieuses, ont pu amener une augmentation considérable, mais passagère, dans le nombre des cas constatés à cette époque : dès le commencement du quatorzième siècle d'ailleurs, une décroissance très sensible commença et continua pendant les siècles suivants, de sorte qu'au dix-septième siècle, la lèpre était devenue extrêmement rare.

Fréquence de la lèpre.

On a cru au reste la lèpre beaucoup plus fréquente qu'elle ne l'était, à cause de l'ignorance des gens du temps qui regardaient comme lépreux des individus atteints d'affections cutanées toutes différentes ou couverts d'ulcères syphilitiques. Ceux-ci surtout formérent, à certaines époques, la majorité des malades enfermés dans les léproseries, et l'on crut devoir les en exclure : c'est ainsi que nous voyons en 1559, le Magistrat de Bruges charger deux médecins et un chirurgien de visiter ceux qui se trouvaient dans la maladrerie et de renvoyer tous ceux qui n'étaient point atteints d'éléphantiasis. Dans le même siècle, un édit du roi de France avait prescrit une visite de toutes les léproseries du royaume par des médecins chargés de constater que les malades, admis dans ces établissements, étaient bien lépreux.

Le règlement des léproseries et l'admission des malades étaient assez curieux : ceux-ci recevaient une paire de gants qu'ils devaient mettre avant de toucher quoi que ce fût, ainsi qu'un bâton blanc et une crécelle, servant à avertir les passants de leur présence. A Ypres, aux termes des Loix et Coustumes, il leur était interdit de s'approcher des boucheries et des bancs au poisson, à peine de III livres d'amende. Parfois, pour plus de sûreté, on défendait aux lépreux de sortir de la maladrerie après leur admission (1). Les léproseries

Certains règlements des léproseries étaient de date très ancienne : Pépin-le-Bref et Charlemagne en avaient rédigé d'une sévérité outrée. Les Statuts, donnés par les papes et les évêques aux maladreries, fondées au dixième et au onzième siècle, furent beaucoup moins rigides.

On ne recevait pas tout le monde dans les maisons de refuge : si les établissements particuliers acceptaient tous les lépreux sans distinction d'origine, les lazarets, appartenant aux villes, ne pouvaient pour la plupart recevoir aucun étranger. A Lille, on n'en admettait que si aucun bourgeois ne se trouvait dans la maison des Ladres et moyennant vingt marcs d'argent.

Les lépreux, frappés d'une sorte de déchéance morale, par le fait même de leur maladie, perdaient tous leurs droits civils. Pendant tout le temps de leur séjour à la léproserie, leurs biens étaient remis à leurs héritiers et le peu qu'ils conservaient revenait de droit, après leur mort, à la communauté (2). Ils étaient du reste, en cas de guérison, Condition des lépreux.

(1) A Bruges les lépreux étaient en quelque sorte la propriété du directeur de la maladrerie de la Madeleine qui les faisait rechercher et amener de force par le roi des Ribauds et les forts de la Halle.

(2) Ils gardaient pourtant une certaine liberté pour disposer de leur fortune ; nous voyons par exemple Philippe le Bon permettre à Tristan Hamel de régler par testament l'emploi de sa fortune, parce que sa femme l'avait abandonné « par suite de la maladie de lèpre, dont il est attaqué. » *Archives du Nord*, B-1605.

remis en possession de tout ce qui leur avait appartenu, comme nous le voyons par l'ordonnance de Pâques, 1483, qui régla les détails de l'admission des lépreux, les visites auxquelles ils étaient soumis et leur renvoi quand ils étaient délivrés de leur mal.

A partir du quinzième siècle, comme le nombre des cas de lèpre avait beaucoup diminué, on redoutait moins la maladie et on autorisait des lépreux à résider dans leur propre demeure, moyennant une demande préalable au Magistrat de la ville ou à toute autre autorité. Les Archives départementales du Nord (B-1964) renferment un mandement de Charles VII. roi de France, daté de 1438, « noti-
» fiant et accueillant lumble supplication de Nicole Duhos,
» prestre, demourant en une sienne maison, séant au hamel
» appellé les Primereaux en la paroisse d'Auberch (1), à
» l'un des bouts dudit hamel, contenant que..................
» à icellui suppliant avons ottroyé et ottroyons de grâce
» espécial par ces présentes que le surplus de sa vie il
» puist demourer et résider en sa dicte maison, pourvu
» que se soit du consentement des habitants dudit hamel,
» ou de la plus grant partie, et qu'il ne yra ou conversera
» en leurs lieux, maisons et domiciles, se par eulx il n'est
» à se faire appellé. » Le 26 mai 1506, le Magistrat de Douai donne la bonne maison des Ladres à un prêtre, atteint de la lèpre pour y demeurer s'il lui plaît. Ce n'est donc plus un internement, ni même une résidence imposée. De même en 1612, à Malines, le lépreux Jan Geens obtient la permission de se construire une maison sur un terrain qu'il vient d'acquérir.

Les mesures prises contre la lèpre n'étaient pas le résultat de l'action isolée du Magistrat d'une cité; les

(1) Nous ne savons la cause de l'intervention du roi de France en cette affaire, puisqu'Aubers était situé dans les domaines du duc de Bourgogne.

communes s'entendaient souvent entre elles pour appliquer ces dispositions sur de plus grands territoires et les rendre par suite plus efficaces, d'autant que le plus souvent les lépreux pauvres se soustrayaient à la surveillance rigoureuse que l'on exerçait sur eux, se réfugiaient dans les bourgs et les cités voisines, et là mendiaient en exploitant leur mal et la pitié des populations.

Le soin avec lequel on isolait des autres habitants ceux que la lèpre avait frappés, est sans doute l'une des causes principales de la disparition de ce fléau : peut-être eût-il disparu bien plus tôt si, à ces mesures de protection pour les personnes saines, on avait pu joindre une méthode rationnelle de traitement. Malheureusement la médecine, encore dans l'enfance, ne pouvait venir en aide à ces infortunés : une sincère mais stérile commisération était tout ce que l'homme pouvait pour eux.

Nous n'essayerons pas plus de faire l'histoire des léproseries que celle des hôpitaux : leur nombre en effet était énorme, puisque l'Europe, dit-on, n'en comptait pas moins de dix huit mille au moyen âge. Le Magistrat de chaque cité avait soin d'entretenir, aux frais de la communauté, une ou plusieurs maisons, régies par un directeur et des maîtres, et destinées à recevoir des bourgeois. Ces établissements subsistèrent en Flandre jusqu'au milieu du dix-septième siècle, notamment dans la Flandre wallonne et la Flandre maritime. Louis XIV, après la conquête, supprima les maladreries et réunit leurs biens à ceux des hôpitaux ordinaires.

§ 2.

## La Peste

Les guerres et les pestes.

Il est un proverbe banal à force d'être redit et qui pourtant est fort exact, c'est « qu'un malheur n'arrive jamais

« seul ». Nous croyons que c'est bien ici le cas de le répéter ; la guerre semble en effet avoir été très souvent la cause des pestes qui ont désolé l'Europe. Les armées n'avaient pas toujours le temps d'enterrer leurs morts ; certains chefs prenaient même un féroce plaisir à laisser sans sépulture les cadavres de leurs ennemis. L'accumulation de ces corps en putréfaction devait être une source permanente d'infection, et il n'est point douteux que bien des fois les redoutables épidémies de peste qui éclatèrent, n'eurent pas d'autres causes. La guerre, telle qu'on la pratiquait, était pour beaucoup de gens qui se mettaient à la queue des armées, l'occasion de ravager le pays et de piller tout ce qui leur tombait sous la main; aussi les moissons n'étaient guère épargnées et la famine était souvent la conséquence de la guerre pour la contrée qui en avait été le théâtre. Ce nouveau fléau à son tour, en affaiblissant la population et en causant de nouvelles morts, devait amener la peste ou au moins lui préparer un terrain éminemment favorable.

Les causes des épidémies

D'autres causes devaient aussi lui servir d'auxiliaires et en aider sinon l'apparition, au moins le développement : ces causes, nous en avons déjà parlé dans la première partie de ce chapitre, et nous ne pouvons mieux les résumer qu'en empruntant les lignes suivantes au docteur Stiévenaert (1) : « Si l'on considère la position du Hainaut « et des Flandres au milieu des plaines marécageuses, « sillonnées en tous sens par de nombreuses rivières, « vaseuses et sans cesse débordantes, si l'on compte les « villes populeuses, ceintes de hauts remparts qui se pressent sur un territoire de peu d'étendue, si l'on veut se « reporter aux anciens usages de nos pères, vivant dans

(1) *Archives historiques et littéraires du Nord de la France et du Midi de la Belgique*, nouvelle série, tome III, p. 149.

« des demeures étroites et sombres, entassées les unes près « des autres, et construites de telle sorte que le faîte des « maisons formait en s'inclinant au-dessus des rues, tor- « tueuses et rétrécies, des arceaux impénétrables aux « rayons du soleil; si l'on pèse ces considérations et cent « autres qui tiennent au costume, à la nourriture, au man- « que de salubrité et de civilisation, on ne s'étonnera pas « que la peste, puisqu'il faut l'appeler par son nom, ait « souvent ravagé notre pays. »

On attribue avec raison, l'expérience l'a prouvé, à l'humidité et à l'obscurité des anciennes maisons, au mauvais état des rues, au manque d'air des cités une grande influence sur la fréquence et sur l'intensité des maladies pestilentielles. En effet les familles aisées, habitant des maisons spacieuses, mieux éclairées, situées sur des places ou dans des rues plus larges, usant d'aliments plus sains, plus substantiels et mieux préparés, échappaient au fléau plus souvent et plus facilement que les autres habitants des cités.

Dans les premiers siècles, les épidémies eurent une violence particulière parce que l'on ignorait même les mesures de précaution les plus élémentaires : on continuait notamment à tenir de grandes assemblées, soit pour les affaires publiques, soit pour les affaires religieuses; ce ne fut que plus tard, sur l'avis des médecins, qu'on se décida à défendre ces réunions où l'agglomération des individus propageait l'infection.

Mais avant d'étudier les mesures que prirent les magistrats pour combattre la peste autant qu'il était en leur pouvoir, il serait bon de savoir ce qu'était cette terrible maladie. On lui donna différents noms : la peste, la peste noire, la peste à bubons, la peste asiatique, la peste indienne : noms provenant de l'aspect des malades ou du lieu d'origine des épidémies. Pour tracer le tableau de la maladie et des symptômes qu'elle présentait, il nous suffira de reproduire la pièce suivante que nous trouvons dans un mémoire de M. Scrive-Bertin (1) : c'est une consultation, donnée par Jean Bridoul et C. Miroul, docteurs en médecine à Lille, très estimés en leur temps :

Symptômes de la peste.

« Instruction pour reconnaître un corps mort de la con- « tagion : le chirurgien s'informera : 1° combien de temps « a duré la maladie ; s'il a eu les forces abattues, des dé- « faillances, de la difficulté à respirer; s'il était endormi ou « sans sommeil; s'il a eu des rêveries, des vomissements, « altération de soif; s'il a laissé du sang par les narines ou « autrement; s'il a eu des sueurs froides ; s'il a senti des « pointures partout; 2° inspection de l'état du corps ; s'il « est changé de son naturel en couleur; 3° s'il a des bosses, « bubons, charbons pestilencieux ; 4° s'il a des taches noi- « râtres ou perses; 5° s'il a la face noire, enflée. Si les trois « premiers signes paraissent seuls, on le peut bien juger « pestiféré : encore plus, si les deux suivants sont conjoints « ou l'un d'eux; mais s'il n'y avait que l'un des deux der- « niers, le corps ne serait à juger tel, mais trop bien si les « deux derniers étaient conjoints; encore plus, si avec iceux « ou l'un d'eux, l'un des trois premiers était concurrent et « surtout si la plupart des accidents de premier lieu ont « précédé, de quoi il convient d'informer. 12 octobre 1596. » Tels sont, d'après les meilleurs médecins de Lille à la fin du XVIe siècle, les signes qui permettaient de diagnostiquer la peste et de reconnaître les individus qui en étaient morts.

Dans une seconde pièce, datée du 22 avril 1598, et rapportée également par M. Scrive-Bertin, les docteurs Bridoul, Miroul, Héreng et Trézel déclarent que les taches noires,

(1) L'hygiène publique à Lille à partir de la Renaissance, 1886.

mentionnées dans la précédente consultation, « sont par soi « et proprement signes et symptômes de fièvre maligne « seulement, non signe univoque de peste, mais équivo- « que, et qu'elles n'ont une valeur réelle qu'unies aux « autres signes sus-mentionnés ».

Remèdes contre la peste

Malheureusement si l'on savait bien le moyen de reconnaître la maladie, on ignorait absolument celui de la guérir. Les remèdes ne manquaient pourtant pas; chaque médecin, chaque individu avait le sien. Mais là, comme ailleurs, la variété montrait le peu de valeur de chacun; un *tiens* vaut toujours mieux que deux *tu l'auras*, et, en général quand il existe un remède vraiment efficace, on n'en cherche point d'autre.

La nomenclature était variée et on voyait les drogues les plus disparates s'y rencontrer : le vin, le soufre, l'arsenic étaient tout aussi utiles que la coriandre, le chardon bénit, le vinaigre, voire même l'huile de vitriol, car c'était l'un des remèdes infaillibles que l'on recommandait à Bruges au seizième siècle. Certains même conseillaient l'usage des tranches de lard (1). La médication, il faut le reconnaître, était donc à peu près nulle, et quiconque était infecté se trouvait très exposé à succomber, bien que la mort ne fût pas la règle absolue. Le seul recours efficace des malades était en Dieu; heureusement ils avaient une foi vive et sincère, et « mouraient sans se plaindre, soutenus par « un profond sentiment religieux, source des longues « espérances (2) ».

Mesures sanitaires

On ne se croisait pourtant point les bras : « Aide-toi, le « Ciel t'aidera », a dit avec raison notre grand Fabuliste; on l'avait compris avant lui. Remarquant les funestes effets

(1) C'est à rapprocher des bains de bouillon de renard qu'on prescrivait contre la goutte, comme nous l'apprennent les Archives du Nord, 3.

(2) Scrive-Bertin, p. 1.

des grandes réunions, le Magistrat les défendait partout : il empêchait les marchés dans la mesure compatible avec les exigences de l'approvisionnement des villes; il prohibait les assemblées de bourgeois, les fêtes, les foires, les cérémonies religieuses (1); il fermait même très souvent les écoles ou réduisait tout au moins considérablement le nombre des heures de cours. Pour ôter tout prétexte aux rassemblements, il défendait les funérailles trop solennelles. Enfin l'autorité évitait, autant que le permettait la sûreté du pays, d'entretenir dans les villes de fortes garnisons : par suite du peu de soin que bien souvent les soldats prenaient de leur personne, elles eussent été un danger permanent pour les cités.

Des mesures générales de propreté furent également prises : on obligeait les habitants à balayer les rues (ramoner les cauchies); on faisait enlever les immondices qui devaient être portés sur des points déterminés en dehors des villes. Ces mesures étaient les plus importantes, et quand le service de la voirie se perfectionna, les épidémies perdirent le caractère d'intensité et de généralité qu'elles affectaient auparavant. La divagation des animaux était interdite et les chiens et chats des maisons pestiférées étaient jetés à l'eau (2); on ordonnait à ceux qui nourrissaient, dans leurs demeures, des « pourchaus, oisons, canards, « avettes, coulons, lièvres ou lapins (3) » de s'en défaire au plus tôt. Enfin on faisait prohibition expresse de vendre les meubles et les vêtements des pestiférés sans avoir pris certaines précautions, indiquées par le Magistrat.

(1) On tolérait seulement les processions pour demander la cessation du fléau.

(2) Cette fausse mesure, inspirée par l'ignorance, avait pour résultat d'infester les eaux.

(3) Ordonnance des Consaulx de Tournai en date du 14 juin 1668, article XXXV

L'alimentation était aussi l'objet d'une surveillance spéciale : on veillait avec plus de soin que jamais à ce que le blé et la viande fussent de bonne qualité; la bière qui, disait-on, provoquait plus facilement qu'aucune autre boisson, l'apparition de la peste, fut l'objet d'une attention plus soutenue. Les légumes et les fruits secs furent suspectés à leur tour et peut-être avec raison : dans plusieurs villes, on défendit l'introduction et la vente des cerises, des prunes (celles d'Altesse et de Damas trouvaient seules grâce devant le Magistrat) et... voire même des concombres et des choux-cabus. Ne recommande-t-on pas de nos jours de ne pas manger de melon en temps de choléra? Le poisson aussi fut souvent prohibé : si ce n'était pas une nourriture malsaine, c'était au moins une nourriture débilitante et énervante qui ne valait rien dans ces circonstances.

Isolement des pestiférés.

Bientôt on reconnut que le contact des malades avec les personnes saines propageait la maladie et on chercha à remédier à cet inconvénient par l'isolement des premiers et de ceux qui se trouvaient forcément en rapport avec eux. Ils étaient tenus de rester chez eux et de ne pas se montrer aux fenêtres qui d'ailleurs devaient rester fermées : souvent on les envoyait hors de la ville, en un endroit déterminé qui servait de lazaret et où on les tenait sequestrés jusqu'à leur mort ou jusqu'à leur guérison. Même guéris, ils devaient encore rester en surveillance pendant un mois ou six semaines, en évitant de communiquer avec les personnes non infectées : alors seulement ils pouvaient retourner en ville et rentrer chez eux, s'ils avaient été envoyés au dehors; ou, s'ils étaient restés dans leur demeure, en sortir et se mêler aux autres habitants.

Les personnes, chargées de veiller les pestiférés, ou de leur porter la nourriture et les remèdes, les officiers de la contagion, tel est le nom qu'on leur donnait, ne devaient pas avoir de rapports avec les gens sains. Ils ne devaient sortir que, munis d'un bâton blanc, rouge ou vert selon les localités, et le tenir bien haut pour que chacun pût le voir et s'écarter sur leur passage. Du reste les autres habitants, en apercevant ce signal redouté, ne manquaient point de faire un détour ou tout au moins de se tenir à distance respectueuse; c'est le cas de dire qu'on les fuyait comme la peste. Ces personnes devaient aussi prendre pour elles-mêmes diverses précautions, telles que se parfumer et se munir d'aromates pour les respirer de temps en temps, moyens tout aussi inutiles que coûteux.

Comme nous l'avons dit plus haut, les maisons où se trouvaient des pestiférés devaient rester fermées pendant toute la durée de la maladie, et les personnes qui s'y trouvaient n'en devaient point sortir. Des parents bien souvent ou parfois des fonctionnaires, spécialement chargés de ce service, venaient à certaines heures, leur apporter la nourriture nécessaire sans entrer dans la maison : ils la déposaient contre la porte et, quand ils s'étaient écartés suffisamment, les gens de la maison entr'ouvraient l'huis et prenaient ce qui leur était destiné.

Désinfection des maisons

Quand le malade était mort ou quand il était entré en convalescence, on tenait encore la maison close pendant un certain temps, avec défense à qui que ce fût d'y pénétrer, sous peine d'une forte amende ou même de bannissement. Pendant ce temps des officiers de la contagion venaient brûler des parfums (1) ou du bois de « quesne », tirer des « arquebusades » et ouvrir les fenêtres au nord quand le

(1) En 1618 à Douai, on dépense quatre cents livres pour acheter « 20,000 « mèches entorgniées pour assister les manants de cette ville à burener les « maisons pestiférées. »

En 1668 on dépense 340 florins en parfums qui sont fournis par l'apothicaire Briffault et distribués dans toutes les maisons pestiférées de la cité.

vent de bise soufflait. Malheureusement on n'était pas bien fourni de désinfectants actifs à cette époque et l'aération restait en fin de compte le seul moyen d'assainir les maisons (1).

Pour faciliter la surveillance et le service, on prenait soin d'indiquer, par un signe extérieur, les logis infectés. Tantôt c'était une grosse botte de paille (torque d'estrain) que l'on suspendait à la porte, tantôt c'était une barre de bois que l'on mettait en travers, parfois même c'était une large raie blanche que l'on peignait sur les murs. La ville même était signalée aux voyageurs qui passaient dans la campagne : un grand drapeau noir, hissé au sommet du beffroi ou de la plus haute des tours, indiquait à tous que la contagion régnait dans la cité et qu'il fallait s'en écarter, si l'on ne voulait s'exposer au danger. Telles étaient, d'après les archives des communes et les mémoires des chroniqueurs, les principales mesures que l'on prenait en temps d'épidémie : tout imparfaites qu'elles étaient, ce ne fut pourtant qu'à la longue qu'on songea à les employer et il fallut plusieurs siècles pour créer cette espèce de code.

Organisation du service des pestiférés

Mais à partir du seizième siècle, le service des pestiférés était organisé avec un soin remarquable et qui fait le plus grand honneur aux magistrats. Dans toutes les villes importantes, il existait des officiers de la peste, se partageant les fonctions : il y avait des hommes pour rechercher les malades et les faire conduire dans les lazarets et les maisons spéciales ; des médecins (2) et des chirurgiens, dits

(1) Nous donnons, à la fin de ce travail, la méthode de désinfection, instituée à Tournai en 1668 : elle a été publiée par M. Eugène Soil dans le bulletin de la Société historique et littéraire de Tournai.

(2) Le journal *Science et Nature*, dans son numéro du 25 janvier 1884, a publié un intéressant dessin, représentant un médecin des pestiférés ; mais le chroniqueur émet une opinion injurieuse et injuste quand il insinue que le bâton, placé dans la main de ces médecins leur servait à toucher de loin leurs malades ; c'était en réalité l'indice de leurs fonctions et un avertissement pour les personnes saines.

souvent maîtres-rouges à cause de leur costume, pour soigner ces malheureux ; des confesseurs pour leur porter les secours de la Religion ; des pourvoyeurs pour leur procurer des nourritures et des remèdes ; des enterreurs pour ensevelir ceux que la contagion avait tués, et enfin des aéreurs pour aérer et désinfecter les maisons contaminées. A leur tête était le capitaine de la peste qui surveillait et dirigeait tout.

Les chambres de santé.

Pour assurer le fonctionnement de ce service et chercher les meilleures mesures à prendre, on institua, dans presque toutes les cités, des chambres de santé (Kameer van Gezondheit), formées d'échevins et de médecins qui exerçaient la surveillance sanitaire et indiquaient les réformes à opérer et les ordonnances à publier. Nous pouvons donner, comme exemples, celle de Bruges, fondée au XV siècle et qui avait tout pouvoir, et celle de Douai qui datait du 27 septembre 1667.

La peste fut, à toutes les époques, l'objet des études des médecins et fournit le sujet de bien des livres : nous ne pouvons nommer ni tous les ouvrages qui ont été composés ni le nom de tous ceux qui ont écrit sur cet objet ; le nombre en est tout aussi considérable que celui des ordonnances publiées par les magistrats des diverses localités (1). Il nous faut pourtant signaler comme traités, destinés au peuple, les deux opuscules suivants :

« *Traitté très-utile contenant les moïens pour préserver* » *et guarir de la peste, accommodé à l'usage tant des pauvres* » *que des riches et fondé sur l'authorité des plus sçavants et* » *graves médecins*, par Michel-Charles Lamelin. A Valen- » ciennes, chez Jean Boucher, 1648 ».

(1) A Dunkerque, par exemple, au XVIIe siècle, on publia plus de vingt ordonnances en quarante ans.

Et « *Le chasse-peste ou les remèdes singuliers et familiers, dont chacun se pourra servir pour se préserver en « temps pestiférés et se guarir soi-même s'il est atteint de « peste*, par Louis du Gardin. A Douay, chez Pierre Arroy, « 1617, in-8° ».

Dévouement des ordres religieux.

Avant de finir cet exposé, nous devons signaler le dévouement des congrégations religieuses qui se firent toujours remarquer par leur courage et leur désintéressement. A Douai, à Lille, à Malines, à Bruges, à Tournai, nous voyons, après les épidémies, les magistrats adresser des remerciements publics aux ordres religieux établis dans la ville et les prier d'accepter une somme plus ou moins forte pour dédommagement des dépenses qu'ils se sont imposées pendant la durée de la maladie.

Les moines et les prêtres séculiers, par leur exemple et leur dévouement, contribuaient à relever le moral des populations dans ces temps où l'on sentait si rudement « la main « puissante de Dieu, armée de la verge de pestilence. » La Flandre était heureuse d'en renfermer un grand nombre : car, ainsi que le fait remarquer M. Scrive-Bertin dans son mémoire, « tous les pestiférés, soit en ville, soit au Riez, « trouvaient dans les ordres religieux d'hommes et de femmes des gardes-malades que l'on aurait en vain demandés « à des servants à gages, vu la terreur qui régnait aux époques de contagion, et eu égard au grand nombre des individus atteints par le fléau. Le sacrifice de soi-même ne « pouvait être cherché et trouvé que chez ceux qui en « avaient fait le but de la vie même. »

## § 3.

### Les Epidémies de Peste.

Nous voudrions faire l'historique rapide des diverses épidémies qui s'abattirent sur la Flandre. Sans doute la tâche est difficile, les mémoires que nous ont laissés les âges précédents, sont bien incomplets, mais nous essayerons de les utiliser de notre mieux, cherchant avant tout à être clair et précis.

Les épidémies du onzième siècle.

La première épidémie sur laquelle nous avons trouvé quelques données, est celle de 1006; mais les pestes de 618 et de 801 qui ravagèrent l'Allemagne et la France, avaient aussi dû dévaster notre région. L'épidémie de 1006 causa dans notre contrée des désastres inouïs : au dire des chroniqueurs que Jean le Carpentier a copiés (1), il serait mort cette année-là 43.000 personnes à Anvers, 34.000 à Gand, 28.000 à Bruxelles, 22.000 à Louvain, 18.000 à Cambrai, 16.000 à Valenciennes, 12.000 à Bruges, 11.000 à Lille et 4.000 à Cambrai; on peut juger par là du nombre des victimes que la maladie fit en Flandre. En 1008, la peste eut une recrudescence et, au dire de Despars, l'auteur de la *Chronic van Vlaenderen*, les vivants suffisaient à peine à enterrer les morts.

En 1088 et 1089, des pluies torrentielles amenèrent une nouvelle épidémie qui sévit particulièrement à Anvers (2), à Ypres et à Bruges : Tournai en subit aussi les atteintes. Cette peste prit divers noms : *peste ardente*, *feu sacré*, *feu Saint-Antoine* : les malades voyaient leurs membres se gangrener et souffraient des douleurs horribles.

Douzième, treizième et quatorzième siècles.

La peste reparut en 1118 à Ypres où elle emporta 4.000 habitants; en 1195, puis en 1214 et en 1215, elle ravagea toute la Flandre. D'après le Dr de Meyer, cette dernière épidémie avait été causée par des inondations considérables. Dans le XIIIe siècle, nous devons encore citer les années 1240, 1250 et 1280 parmi les plus meurtrières.

(1) *Histoire généalogique des Pays-Bas*, Leyde, 1664. Tome I, page 324.

(2) *Chronica-Antverpiana*, de Sigebert.

En 1316 et 1317 une peste, plus terrible que toutes les précédentes, éclata dans le pays et fit des ravages considérables : au dire de Jean le Carpentier, il serait mort 50.000 personnes à Anvers, 36.000 à Bruxelles et 15.000 à Cambrai : Bruges, d'après de Meyer, aurait perdu 1 938 habitants en moins de cinq mois, et Bruges était la ville la mieux entretenue de toute la Flandre (1).

Peste noire

En 1349, apparaît la peste noire qui, partie de la Chine, s'était avancée lentement, à travers l'Asie et l'Europe, et était arrivée jusque dans nos contrées : d'après Villain, elle aurait duré vingt ans et enlevé les 2/3 de la population. Ypres aurait perdu le tiers de ses « *inhabitans* » cette année ; environ 4.000 en 1359 et 7.000 en 1365.

En 1385, les Français et les Brugeois assiégeaient Damme : le Magistrat de Bruges fit empoisonner avec de l'arsenic le vivier de Muele qui alimentait la ville ; le grand nombre des cadavres qui s'amoncelèrent dans les rues, amena une épidémie qui décima les assiégés, les assiégeants et même les villes voisines.

Quinzième siècle.

Le quinzième siècle ne fut guère plus heureux pour la Flandre que le quatorzième. En 1399 survient une nouvelle peste qui se concentre surtout dans la West-Flandre et enlève 12.000 personnes à Ypres. En 1409 et 1410, la famine ramène la maladie qui ravage notre région et surtout Courtrai et Tournai : en 1436, c'est Ypres qui perd environ sept mille habitants en neuf mois : en 1439, c'est Bruges et ses environs qui voient une nouvelle disette causer une nouvelle épidémie.

En 1455, le Magistrat de Douai accorde à « maistre

(1) A Ypres, d'après deux comptes de 1317, publiées dans les Mémoires de la Société historique et littéraire de cette ville, la maladie aurait régné de mai 1316 à novembre 1317 : pendant les six premiers mois, on aurait relevé plus de trois mille cadavres dans les rues.

» Jehan de Herselles, chirurgien, en courtoisie pour les » bonnes visitations par lui faites de plusieurs gens malades » de l'empidémie... IV livres ». En 1467, Bruges est atteint de nouveau : Lille, en 1469, et Cassel, en 1472, sont aussi visités par le fléau. En 1489, l'épidémie est générale : Ypres notamment perd 24.000 habitants dans cette année et la suivante. En 1498, les ravages de la peste furent si considérables à Lille que le Magistrat dut faire construire, hors de la porte des Malades, des baraquements pour recevoir les pestiférés qui ne pouvaient trouver place à l'hôpital Saint-Sauveur (1).

Seizième siècle.

Il semble qu'au seizième siècle, la peste, bien loin de décroître d'intensité, subit une recrudescence qui dura jusqu'à la fin du dix-septième. En 1514 et en 1515, le Magistrat de Douai interdit la foire à cause de la maladie qui faisait de nombreuses victimes en ville; en 1518, l'épidémie recommença et, en 1520, on dut faire construire, à Sin-le-Noble, des maisons destinées à loger les pestiférés. Douai n'était du reste pas frappée seule : il y a, aux Archives départementales du Nord (B-2289), une lettre des échevins de Saint-Omer qui se plaignent des grandes souffrances que le fléau fait subir à leur ville. La Flandre orientale était de même en proie à la maladie et Malines n'y échappa qu'à grand'peine.

De 1526 à 1532, l'épidémie régna avec de légères rémissions : la mortalité fut énorme (2); partout on s'efforça d'organiser un service médical spécial. Bruges, par exemple, avait quatre maîtres rouges *(roode meester)* et une sage-femme rouge *(roode vraum)*. En 1543 et 1544, la peste reparaît partout : à Ypres, elle tue 4.000 personnes; à Bru-

(1) *Histoire de Lille*, par Vanhende, p. 91.

(2) Poperinghe souffrit beaucoup et fut obligée d'implorer des secours de Charles V.

ges, elle fait de nombreuses victimes; à Douai, on est obligé de faire construire de nombreuses maisons hors de la porte d'Esquerchin.

Les retours de la maladie sont fréquents : en 1552, elle enlève encore le tiers des habitants d'Ypres; en 1557, elle revient à Douai, en 1553, à Bruges. De 1570 à 1577 elle règne dans l'Ostrevant : le Magistrat de Douai est obligé, en 1571, de demander des médecins et des confesseurs à Bailleul et à Valenciennes, tant la mortalité était considérable. Pendant cette épidémie. les Jésuites firent preuve du plus grand dévouement et plusieurs y perdirent la vie. Le docteur Jean Belot se fit également remarquer par son courage; mais la contagion l'atteignit lui aussi et il mourut en 1573 : le Magistrat prit à sa charge les frais de ses funérailles et assura à la veuve une pension d'un chiffre très élevé. Le 22 août 1574, on chargea une commission de choisir hors de la ville un terrain propre à édifier un lazaret.

En 1578, la peste éclate à Bruges : un grand nombre de personnes fuient devant le danger, et la ville perd, tant morts qu'émigrés, quatre-vingt mille habitants : deux médecins pensionnaires, Corneille Senute en 1580 et Jean Pelsens en 1581, meurent victimes du devoir, tandis que Baudouin Wyts abandonne lâchement son poste; le Magistrat le fit prier de ne pas remettre les pieds dans la cité.

La Bassée, d'après des lettres du roi Philippe II, fut dépeuplée en grande partie par une épidémie qui s'y déclara en 1577 et dura plusieurs années. Douai, à peine tranquille depuis quatre ans, vit la maladie reparaître dans ses murs en 1578 : on nomma tout de suite un confesseur des pestiférés et un « chirurgien des infectez de la maladie contagieuse » aux gages de 200 livres. En 158?, on dut louer deux maisons pour y loger les malades.

Dans la même année, les villages de la Flandre et de la Zélande du côté d'Heyst et de Cadsand, furent particulièrement atteints. En 1583 la peste fut si violente à Ypres, « qu'à peine on y aurait pu trouver trois maisons qui en « furent exemptées » : il en fut de même en 1588.

Dix-septième siècle.

Pour clôre dignement le siècle, une épidémie générale éclata en 1595, à la suite de grandes chaleurs, et sévit sur toute la Flandre jusqu'en 1605, avec des diminutions et des reprises successives. Douai perdit beaucoup d'habitants et parmi eux André de Cracquart, prieur de l'abbaye d'Hasnon, un des professeurs les plus écoutés de l'Université, et Cornil du Gardin, le meilleur médecin de la cité. Le service des malades coûtait plus de 4.000 livres par an. Dunkerque fut aussi fort éprouvé par le fléau. A Lille, on ferma les écoles le 21 août et les cours furent longtemps suspendus : on défendit aux pestiférés de fréquenter les églises et on nomma un chapelain spécial qui commença à dire la messe pour eux, dans la chapelle du riez de Canteleu, le 7 septembre de la même année. La maladie, en arrêtant les échanges commerciaux, réduisit le bas peuple à la plus affreuse misère, d'autant que les vivres étaient montés à un prix très élevé (1). A Bruges, le Magistrat publia, en 1604, une ordonnance réglant minutieusement tout ce qui se devait faire en temps d'épidémie.

En 1616, la peste reprend avec une nouvelle force et continue longtemps à exercer ses ravages. A Lille, le Magistrat, afin de faire purifier l'air, donne des prix aux plus beaux feux de Saint-Jean. Douai dépense 40.000 florins pour ses pestiférés et fait des funérailles solennelles à ses frais à deux pères Jésuites, morts en soignant les malades. Le 8 mars 1618, on nomma Loys du Gardin, chirurgien des

(1) *Archives départementales du Nord*, B-1636 et 1639.

des pestiférés aux honoraires de cent quarante florins par an. Les secours ne manquaient du reste pas aux malades et certains individus les soignaient *opportune et importune*, puisqu'en 1617, le Magistrat avait rendu une ordonnance, défendant à toute personne, autre que les médecins ou les chirurgiens, de s'occuper de la cure des pestiférés.

La peste disparut de Douai en 1625 pour y revenir en 1634 : elle y sévit alors avec tant de violence qu'on dut appeler de nouveaux médecins du dehors et même nommer un apothicaire spécial.

Les autres villes n'étaient du reste pas plus heureuses. Linselles fut atteinte en septembre 1626. Le fléau sévit à Tournai de 1620 à 1627, et la ville dut s'imposer quatorze mille florins, pendant plusieurs années, pour couvrir les frais de la maladie.

Cassel ne fut pas épargnée cette fois : malgré les mesures préventives, ordonnées le 20 janvier 1625 par le Magistrat, la peste y apparut en mars 1626; les malades furent isolés dans des baraques et nourris aux frais de la ville. Le mal, après avoir sommeillé quelque temps, redoubla d'intensité et ne cessa tout à fait qu'en 1648.

Les épidémies étaient alors, pour certains individus, l'occasion de désordres, et l'on dut prendre des mesures pour réprimer les vols et les tumultes qui se produisaient en ces circonstances. Pour d'autres, c'était un prétexte pour exploiter la charité publique et vivre sans travailler, en demandant l'aumône aux passants. Les archiducs s'émurent de ces faits, et, le 3 juillet 1624, publièrent une ordonnance pour en assurer la répression.

Pendant le dix-septième siècle, la peste sévit en Flandre d'une manière presque continue. Ce fait s'explique facilement quand on songe que notre pays fut le théâtre de toutes les guerres des règnes de Louis XIII et de Louis XIV, et que la paix n'y régna qu'à de bien rares intervalles.

Bruges, en 1632, Courtrai et Douai, en 1636, furent encore visitées par la contagion. En 1646 et dans les années suivantes, toute la région jusqu'à la mer, fut ravagée par le fléau : Bourbourg perdit un grand nombre d'habitants ; Comines vit mourir entre autres six sœurs de son hôpital ; Douai s'impose encore de lourds sacrifices pour lutter contre le fléau. A Lille, en 1650, on est obligé d'organiser une confrérie d'enterreurs, commandée par le capitaine de la peste, et de faire construire deux cents maisons, maçonnées et voûtées, au milieu des prés de Canteleu.

Vers 1666, commença une nouvelle épidémie, la plus terrible du siècle, qui fut importée des Pays-Bas par des marchands. Pourtant, dès le 6 septembre 1664, une ordonnance du gouvernement avait prescrit des mesures de précaution très rigoureuses. Malines fut atteinte avant les villes de la Flandre : Saint-Omer, Lille, Douai (1), Armentières, Dunkerque, souffrirent beaucoup du fléau. Le marquis d'Humières avait défendu aux paysans de venir à Lille; mais le mal n'en apparut pas moins dans la ville. Quand Louis XIV sut que la peste régnait à Dunkerque, il écrivit au gouverneur, M. de Chambellé, pour lui indiquer les mesures à prendre. Nous reproduisons ces deux documents à la fin de ce travail.

Ypres n'échappa point à la contagion, malgré les défenses édictées le 15 octobre 1667, le 22 mars, le 9 avril et le 6 novembre 1668, d'aller dans les villes infectées et d'en rapporter des marchandises : beaucoup de monde y mourut.

A Bruges, la peste commença en janvier 1666, et, en

(1) La contagion était si violente qu'on dut, le 1er juillet 1668, autoriser le confesseur à recevoir les testaments devant témoins.

septembre, 249 maisons étaient encore infectées : trois médecins pensionnaires moururent en combattant l'épidémie, qui ne se termina que le 11 mars 1669.

Peste de Tournai.

La ville qui souffrit le plus de cette peste, fut Tournai. Le fléau, qui y apparut en janvier 1668, enleva, au dire de Poutrain, l'historien de la ville, le cinquième et peut-être le quart de la population. Les Consaulx prirent les mesures les plus sévères pour arrêter la propagation du mal; mais ces mesures furent peu efficaces. S'il faut en croire les registres, les efforts des médecins eurent un certain succès puisque l'un d'eux, Guillaume Vandrillar, aurait guéri quatre cent trente-neuf malades du 13 juin 1668 au 31 mars 1669. Les cours des Jésuites furent suspendus pendant cinq mois. Louis XIV envoya à Tournai le *père Léon*, ermite déchaussé de Saint Augustin qui avait exercé 40 ans à Toulon, Calais, Gravelines, Dunkerque et Lille, et possédait des parfums de sa composition pour désinfecter les maisons (1). Ce fut le 24 décembre 1669 que le Procureur fiscal put prononcer ces paroles : « Il a pleu à la bonté divine de » délivrer entièrement cette ville de la contagion, en sorte » que mardi prochain la dernière maison sera totalement » purgée ».

Douai fut encore éprouvée par le fléau en 1684, 1685 et 1686. L'intendant de Flandre y envoya des médecins pour consulter sur l'état de la « *malladye régnante* ». Pour donner une idée des pertes que Douai éprouva dans le dix-septième siècle, du chef de la peste, il nous suffira de dire que, de 1616 à 1678, la maladie y régna trente-neuf années et que l'on dépensa plus de 500.000 livres.

La peste de 1668 fut la dernière des grandes épidémies

(1) Voir à la fin de ce travail les règles établies pour la désinfection des maisons

qui ravagèrent la Flandre. Sans doute le fléau n'avait pas tout à fait disparu, il fit encore de nombreux retours et frappa encore bien des victimes; mais il n'eut plus, à partir de cette époque, le caractère de généralité et d'intensité qu'il présentait auparavant.

Dix-huitième siècle.

Dans le dix-huitième siècle, il n'y eut que des épidémies partielles : à Douai en 1706, 1707 et 1756; à Courtrai (1). en 1721; à Lille en 1715: le Magistrat de cette ville défendit, le 24 avril 1711, de se servir d'autres personnes que des enfants hybernois pour porter les morts en terre. Souvent, dans ce siècle, on eut plus de peur que de mal et les précautions prises suffirent à prévenir l'introduction du fleau : du reste les pouvoirs publics s'en occupaient sérieusement. Le 17 octobre 1720, le gouverneur de Bruxelles publia une ordonnance, ratifiée le 21 par le Conseil de Flandre, pour prévenir l'entrée de la maladie pestilentielle qui régnait en France (peste de Marseille). Le 31 juillet 1723, le Magistrat de Douai chargea deux médecins, Michel Bruneau et J.-H. Briffault, de faire un rapport sur la maladie contagieuse qui sévissait à Bapaume et dans ses environs. Le 27 octobre 1770, Marie-Thérèse fit publier, à Bruxelles, un édit indiquant les mesures à prendre pour empêcher la peste de Pologne de gagner les Pays-Bas autrichiens. On tenait quelquefois des assemblées pour discuter les moyens de prévenir le fléau : c'est ainsi qu'en mars 1715, tous les villages de la Flandre wallonne durent envoyer au moins un échevin chacun à Lille pour aviser aux moyens d'empêcher l'introduction de la peste d'Allemagne.

A partir de cette époque, la peste n'est plus heureusement qu'un souvenir effrayant. Les mesures de propreté que l'on a prises peu à peu, une meilleure disposition des

(1) Le Magistrat ordonna d'expulser les vagabonds, les mendiants et les étrangers, non autorisés à résider en ville.

rues et des maisons, une alimentation plus saine et plus substantielle et surtout la disparition des famines et des inondations ont permis la destruction graduelle du fléau que l'on ne voit plus aujourd'hui que dans les contrées barbares de la Perse et de l'Hindoustan. Un autre presque aussi terrible, le choléra, l'a remplacé, mais ses apparitions sont plus espacées. Espérons que par le travail persévéran et efficace de la science, on saura perfectionner tout à la fois les moyens de préservation et ceux de guérison et qu'avec l'aide de Dieu, on parviendra à le faire disparaître aussi.

## CHAPITRE III.

# Le Magistrat de Roubaix et les Malades.

Dans notre premier chapitre, nous avons décrit rapidement ce qui se faisait dans les Flandres pour le soulagement des malades pauvres : nous avons dû nous en tenir aux généralités que nous avons eu soin toutefois d'appuyer sur des faits précis. Nous voudrions consacrer ce chapitre à étudier les mêmes questions au point de vue particulier de Roubaix. Nous essayerons d'utiliser de notre mieux les renseignements que les archives communales ont pu nous fournir; nous tâcherons de montrer quels secours on accordait aux malades pauvres, comment on nommait les médecins pensionnaires. Comme nous le disons en tête de ce travail, les archives ne nous permettent guère de remonter avant 1650 ; mais à partir de cette époque, les documents se succèdent et nous pourrons poursuivre notre étude pendant un siècle et demi sans interruption.

## § 1er.

### Les Hôpitaux.

Ce serait ici le lieu de retracer l'histoire des hôpitaux de Roubaix : mais M. Leuridan a déjà raconté (1) leur origine, leur existence et leur fin. Cependant, pour ne pas laisser

(1) *Histoire de Roubaix*, tome II, pages 223 et suivantes.

de lacune dans notre travail, il nous permettra de lui faire quelques emprunts.

L'hôpital Sainte-Elisabeth fut fondé en 1488 par Isabeau de Roubaix, pour recevoir douze pauvres femmes chartrières, débiles et languissantes qui y étaient soignées par des religieuses de l'ordre de St-Augustin. Cet hôpital, bâti sur un vaste terrain et très richement doté, était en même temps un couvent, soumis à une constitution spéciale et qui compta jusqu'à trente religieuses. La Révolution, malgré la demande de la municipalité, s'empara des bâtiments et des revenus : telle fut la fin de cet établissement. Hôpital Ste-Elisabeth.

L'hôpital de Saint-Sépulcre, installé près de la chapelle du même nom, devait recevoir d'abord tous les voyageurs qui se présentaient : lorsqu'on s'aperçut qu'on offrait ainsi un refuge aux vagabonds et aux ribauds des alentours, on décida d'y admettre sept hommes âgés et malades. De même que l'hôpital Sainte-Elisabeth et les autres institutions charitables de notre ville, il disparut en quatre-vingt-treize. L'hôpital de St-Sépulcre.

§ 2.

### Les Secours aux Malades.

Le nombre des malades que ces deux hôpitaux pouvaient recevoir, était donc bien restreint : de plus on y admettait plutôt les incurables. Il fallait donc qu'on fît traiter les autres à domicile et qu'on leur fournît tout ce dont ils avaient besoin. Les usages généraux de Flandre existaient à Roubaix, et les secours à distribuer aux malades pauvres n'étaient pas l'une des moindres charges du modeste budget de la communauté, au moins quand sévissait une épidémie.

Secours en nature.

Des boissons, des nourritures réconfortantes, des remèdes, des vêtements leur étaient délivrés avec générosité et exactitude, par les soins du pauvriseur ou par ceux du magistrat (1), On s'occupait de leur assurer un domicile, s'ils étaient seuls, et de les faire soigner par des personnes qui consentaient à s'en charger, moyennant un subside de la Loy (2). Nous voyons, par exemple, en janvier 1699 (3), payer à « Jeanne Roussel, veuve de Jean Brulois, trente » pattars pour la nourriture de Marcq Antoine Reust, » affligé de mal de roy (4) ».

Secours en argent.

On accordait aussi des secours en argent à d'autres malades : en 1701, les échevins font remettre près de cinquante livres à un habitant « pour furnir à ses nécessités « pendant qui estoit blessé d'échaudure ». En 1703, une femme, mise, par une fracture du bras, dans l'impossibilité de travailler, reçoit pendant onze mois dix patars par semaine ; c'était peu sans doute, mais le grand nombre de malheureux qu'il fallait soulager, ne permettait point de faire davantage.

Le Magistrat se chargeait même de dépenses plus lourdes, s'il les croyait utiles pour achever la cure des malades de la communauté. Les tailles de faux-frais de 1775 et de 1778 portent mention des débours, faits pour envoyer un nommé Louis Lepers aux boues de St-Amand, pour l'y nourrir et pour l'en ramener (5).

Bouillon des pauvres malades.

Nous croyons que c'est ici le lieu de parler d'une insti-

(1) « Délivré un ordre aux pauvriseurs de Roubaix de furnir un drap et une » couverte à une pauvre femme atteinte d'un chancre (cancer). »

(2) Magistrat.

(3) *Archives de Roubaix*, CC-244, numéro 55.

(4) Nous n'avons pu trouver ce qu'était ce mal de roy : l'usage qui voulait que le roi de France touchât les scrofuleux, le jour de son sacre, nous fait croire que c'étaient les écrouelles.

(5) La somme totale se monte à plus de cent soixante livres.

tution charitable qui rendit de grands services aux pauvres malades et qui disparut, comme les autres, dans la tourmente révolutionnaire : c'est le Bouillon des Pauvres Malades. Cette institution date de M. le doyen Huleu, qui paraît en avoir été le fondateur et qui en fut, à coup sûr, l'un des premiers bienfaiteurs : le Bouillon des Pauvres Malades s'enrichit de nombreux dons et possédait, en 1768, deux rentes sur l'Hôpital général de Lille, d'une valeur de 680 livres. Sa fortune qui, le 29 novembre 1791, s'élevait à 33000 livres, fut dévorée par la Révolution ; cette œuvre ne fut jamais rétablie, malgré tous les regrets qu'elle avait inspirés et les tentatives que firent plusieurs personnes généreuses (1).

Malades étrangers.

Nous avons dit, dans notre premier chapître, que les communautés ne se chargeaient pas des pauvres originaires du dehors et les renvoyaient dans leur lieu de naissance : nous voyons le même usage pratiqué à Roubaix ; on les faisait souvent mener dans un hôpital de Lille.

Parfois on eut besoin de se mettre en garde contre les voisins peu scrupuleux, qui auraient voulu se décharger sur d'autres du soin de leurs malades. Le 16 août 1729, par exemple, un garde et un journalier de Tourcoing amenèrent à Roubaix une vieille femme malade, originaire de leur bourg et y résidant : notre magistrat s'empressa de la faire reconduire, ne voulant pas que la communauté eût à supporter les frais de logement, de nourriture et de traitement de cette étrangère (2).

Vers la fin du siècle dernier, M. de Séchelle, intendant de Flandre, décida que désormais les communautés supporteraient les frais de « pansement et de médicaments »

(1) *Histoire de Roubaix*, par M. Th. Leuridan, tome II, page 307.

(2) *Archives de Roubaix*, CC-258, numéro 1.

des pauvres, même étrangers, qui demeureraient sur le territoire : cette ordonnance causa de nouvelles charges à Roubaix, dont l'industrie attirait déjà de nombreux étrangers : le 8 février 1783, nous voyons le magistrat essayer en vain de se faire rembourser des dépenses, occasionnées par un habitant de Néchin, malade dans notre bourg ; le bailly de Néchin, se basant sur l'ordonnance ci-dessus, opposa une fin de non recevoir (1) à cette réclamation.

Soldats malades. Roubaix, par sa situation près de la frontière, devait être bien souvent le lieu de refuge des malades et des blessés que les armées laissaient après elles, faute d'un service d'ambulances bien établi : le cabaretier de la maison de ville avait ordre de les faire rafraîchir aux frais de la communauté ; puis les sergents ou les habitants les reconduisaient à Lille ou tout au moins jusqu'à Croix, comme l'attestent de nombreux passages des archives. Sans doute, les moyens de transport étaient un peu primitifs et nous nous demandons quel effet devait produire sur les malades un voyage semblable, accompli à pied ou sur de grossiers véhicules (2) ; mais ces secours prouvaient au moins un désir sincère de venir en aide aux malheureux (3).

## § 3

### Les Soins des Médecins

Nous n'avons que peu de choses à dire sur ce sujet,

(1) *Archives de Roubaix*, GG-292, numéro 63.

(2) « *A Jean Parent pour avoir brouetté un soldat malade jusques à Croix, payé VIII sols.* » (*Archives de Roubaix*, CC-243, numéro 1.

(3) L'habitude qu'avaient les chefs d'armée de réquisitionner des infirmiers dans le voisinage de leur camp, devenait pour les bourgs et les villages, situés sur le théâtre de la guerre, la source de grosses dépenses : la campagne de Fontenoy, par exemple, coûta cher à Roubaix qui dut payer tant aux infirmiers qu'aux pionniers, envoyés par le magistrat au camp français, la somme de 2570 livres 18 sols pour 7 mois écoulés du 26 décembre 1744 au 20 juillet 1745.

car Roubaix avait son médecin pensionnaire dont nous parlerons tout à l'heure. Il arrivait pourtant que le magistrat chargeât un médecin de soigner un malade pauvre moyennant une certaine indemnité : nous avons trouvé plusieurs ordres de paiement, délivrés à cet effet, mais ils étaient presque tous faits aux noms de médecins étrangers, ce qui nous porte à croire que le plus souvent ils étaient donnés pour avoir soigné des habitants du bourg, malades hors du territoire de la communauté (1).

Nous ferons remarquer aussi que les orphelins étaient soignés indifféremment par l'un ou l'autre des médecins de la localité, sur l'ordre du magistrat qui les indemnisait de ce service (2).

§ 4

## Les Médecins Pensionnaires

Nous ne trouvons de traces certaines de l'existence d'un médecin pensionnaire à Roubaix que vers le milieu du dix-septième siècle. Sans doute, dès l'an 1600 et même avant, il y avait des médecins ou des chirurgiens dans notre bourg mais nous ignorons quels arrangements étaient pris avec eux à l'égard des pauvres.

(1) « Avons arrêté que Me Pia', notre greffier payera à Me Derreveaux, » chirurgien à Wattrelos pour avoir guéri Auguste Duhamel, fils d'Aimable, » d'une fracture à la partie supérieure et moyenne de la cuisse gauche, raportant » quittance dudit Me Derreveaux de son dut de 240 livres, il lui sera alloué en » compte. » *Archives de Roubaix*, BB-6, folio 39.

« Mémoir avoir fait plusieurs visittes à pierre delbecq dans son dernie » accident et liuré quelques remèdes portant 48 pattars. Roubaix, ce 8 décembre » 1732. Leman. » *Archives de Roubaix*, CC-69, numéro 24. Ce Pierre Delbecq avait été blessé par la maréchaussée dans une échauffourée.

(2) « Le mardi vingt-quatre février mil sept cens quatre vingt-quatre, tiré » une ordonnance sur le greffier portant trente-huit florins six patars au profit » du Sr Desmaziéres, médecin en ce bourg, pour son état d'avoir médicamenté » un pauvre orfelin, 38 florins 6 patars. » *Archives de Roubaix*, BB-6, fo 48.

Premier pensionnaire.

A partir de 1647, nous voyons un chirurgien soigner les pauvres « tant malades et blessés qu'autres accidens à « iceux survenus . . . . . à la charge de la pauvreté ou com- « munauté de Roubaix. » Chaque année, il établit un compte des visites qu'il a faites et des médicaments qu'il a fournis et le soumet au visa du magistrat qui lui délivre une ordonnance de payement.

En 1663, parait un médecin pensionnaire qui visite les malades et leur donne les remèdes nécessaires, moyennant un traitement fixe de 200 livres : le chirurgien au contraire, n'est payé qu'au prorata du nombre de ses visites et reçoit en général de 60 à 100 livres par an.

Parfois lorsque le nombre des médecins résidant à Roubaix est insuffisant, le magistrat s'adresse à ceux de Tourcoing et leur demande de venir soigner les malades du bourg c'est ainsi qu'en 1649, il appelle le « docteure de Tourcoing » et peu après « maître Adrien, chyrrurgien audit lieu » et qu'en 1665, il fait payer 100 livres au docteur Galand qui remplace provisoirement le pensionnaire.

Chirurgiens. pensionnaires

Vers 1673, on prend à la fois deux chirurgiens pensionnaires, nommés après avoir adressé une requête au magistrat et avoir signé un contrat avec lui. L'un d'eux était tenu de fournir tous les médicaments nécessaires ; en revanche sa pension était beaucoup plus forte que celle de l'autre, et il était exempt de toutes les tailles et charges de la communauté. Lorsque la recette le permettait (1) on lui faisait même remise d'une partie des tailles de roi et des autres impôts, prélevés par mandements des Etats de Lille.

Chirurgien herniaire.

Au commencement du dix-huitième siècle, le magistrat prit, au moins pour un certain temps, un chirurgien her-

(1) On levait toujours un peu plus qu'il ne fallait ; le surplus servait à exempter les insolvables et à dégrever ceux qui étaient designés par le magistrat.

niaire qui fut chargé de soigner les pauvres, atteints de hernies. Cet opérateur, comme on l'appelait, recevait une somme variable d'après le nombre de malades qu'il avait opérés.

Pendant tout ce siècle, le magistrat continue à payer un médecin pensionnaire ; mais, le nombre des pauvres s'étant sans doute accru d'une manière considérable, il crut bon en 1769, de choisir deux chirurgiens au lieu d'un seul et s'entendit avec deux praticiens qui consentirent à se partager le service. Bientôt pourtant il n'y eut plus de nouveau qu'un seul pensionnaire qui cumula les occupations, mais aussi les traitements des deux.

Le magistrat tenait d'ailleurs beaucoup à avoir son pensionnaire : il comprenait toute l'importance qu'il y avait à payer un homme exprès pour soigner les malades pauvres et leur assurer ces secours que la misère ne leur permettait pas de se procurer eux-mêmes. Aussi dans toutes les occasions où cette question fut discutée, nous le voyons en défendre vigoureusement le principe, et obtenir toujours gain de cause, grâce à sa ferme attitude.

Attaques contre le principe.

Ce n'est point ici le lieu de retracer la lutte que le magistrat et les habitants du bourg eurent à soutenir maintes fois contre les laboureurs qui trouvaient les charges trop lourdes et voulaient en obtenir la diminution, ou les rejeter sur les fabricants ; mais il faut faire remarquer que toujours les laboureurs demandèrent la suppression du médecin pensionnaire, comme étant une institution propre aux villes fermées et inutiles dans les bourgs ; c'est l'un des points du mémoire que Georges Planque rédigea ou fit rédiger en 1690, lors du procès qu'il engagea contre le bailly et les échevins pour ne point payer les tailles.

La prétention n'était du reste pas nouvelle et le magistrat l'avait déjà énergiquement repoussée. En 1674, il avait exigé, lors de la transaction qui intervint entre les parties et qui détermina les charges ordinaires de la communauté, l'inscription des traitements du médecin et du chirurgien pensionnaires au nombres de ces charges (1). Il ne manqua point de faire reporter ces deux mentions sur tous les états des charges ordinaires de la communauté, établis dans la suite.

Incompatibilité de la médecine et de la chirurgie.

Il défendait tout aussi énergiquement les droits de son pensionnaire. Si, en vertu des privilèges du bourg et marquisat de Roubaix, il lui accordait la permission d'exercer à la fois les fonctions de médecin, de chirurgien et d'apothicaire, il ne laissait pas la même licence aux autre praticiens A certaine époque, ceux-ci, jaloux des avantages que l'on accordait à leur collègue, voulurent exercer aussi la médecine, bien qu'ils ne fussent que chirurgiens ; le magistrat le leur défendit, invita son pensionnaire à les poursuivre devant le parlement de Tournay et lui promit l'assistance morale et pécuniaire de la communauté.

Révocations.

Au reste, le magistrat était sévère aussi pour son médecin pensionnaire : il fallait que celui ci fit son devoir, on n'admettait pas que le service des malades pauvres souffrit de retard et qu'on y apportât de la négligence. La révocation était une mesure sévère, mais juste, que l'on n'appliquait que pour cette raison. Sans doute, l'acte de nomination portait que le magistrat accordait la pension « à durer jusqu'à son rappel quoique sans cause » mais les deux seuls actes de révocation que nous ayons rencontrés dans les Archives, sont motivés par les nombreuses plaintes des pauvres.

(1) « Assiette des tailles de 1674 en teste de laquelle est l'original de la » transaction entre les laboureurs et les marchands. Folio 9, recto.

» Au Sr docteur pensionnaire des communs pauvres pour la visite desdits » pauvres et la livraison des onguens sera payé pour une anné escheue au premier » d'an 1674, cent quattre vingt liures parisis pour ordinaire.

» Au chirurgien pensionnaire desdits pauvres pour les auoir pensé et médi- » camenté des maladies et blessés une anné escheue au premier d'an 1674 sera » payé soixante liures pour ordinaire. » *Archives de Roubaix*, CC-12, num. 28.

§ 5

**Les Sages-Femmes Pensionnaires**

La charge de sage-femme pensionnaire ne semble pas avoir été créée aussi tôt que celle de médecin pensionnaire et avoir eu le même caractère de permanence : nous n'en avons du moins trouvé trace qu'en 1683, 1753 et 1761 ; encore en 1683, la sage-femme agréée par le magistrat. ne recevait point de pension, toutefois son mari était dispensé de toutes les charges communales. En 1753 on accordait à la sage-femme un traitement de 18 livres, qui fut porté à 72 en 1761 ; mais soit que le magistrat fût mal disposé à son égard, soit qu'elle fût d'un caractère difficile, ils ne s'entendirent pas longtemps. Il en résulta un procès qui fut jugé en faveur de la sage-femme. En 1778 on chargea le chirurgien pensionnaire des fonctions de chirurgien-accoucheur-juré et il reçut 2 livres 4 sols par accouchement qu'il fit.

Il semble du reste que les habitants de Roubaix n'avaient qu'une médiocre confiance dans le savoir des sages-femmes du bourg, car nous voyons, en 1728, le lieutenant envoyer l'un de ses sergents, Tristrant « demander à plusieurs « quand ils estoint en couches, scavoir s'ils payons Marie de « Sigoin (Cisoing) icy pour voïage et en avoir tenu note. » Vers le même temps, on demandait, à plusieurs reprises. la sage femme de Tourcoing.

Les médecins et les chirurgiens de Roubaix étaient souvent chargés par le magistrat d'examiner les sages-femmes et de contrôler leur capacité : il devaient faire connaître au magistrat ce qu'ils en pensaient et dire si l'on pouvait les laisser exercer librement ou s'il fallait y apporter des restrictions. Dans le cas, rare d'ailleurs, où elles montraient

Surveillance des sages-femmes.

une certaine habileté, ils leur délivraient des certificats de capacité. Il semble donc probable que c'est à cause du peu de science et d'habileté des sages-femmes du bourg que le magistrat en choisit rarement comme pensionnaires.

Ces mesures diverses suffisent, croyons-nous, à prouver avec quelle sollicitude les échevins de Roubaix veillaient à ce que les pauvres fussent convenablement soignés dans leurs maladies.

---

CHAPITRE IV

# Les Praticiens de Roubaix

Une liste chronologique des médecins et des chirurgiens qui ont exercé leur art dans notre ville, présentait par elle-même peu d'intérêt : ces praticiens, étaient pour la plupart, étrangers à notre localité et n'ont point occupé, comme cela est arrivé en d'autres endroits, des charges importantes. Mais les papiers communaux qui n'étaient pas autrefois, comme ils le sont aujourd'hui, un résumé le plus concis, voire même le plus sec possible des actes et des comptes administratifs, contiennent un certain nombre d'indications qui nous ont permis de reconstituer, au moins en partie, la vie des principaux médecins et chirurgiens de Roubaix. C'est pourquoi nous avons cru pouvoir leur consacrer un chapitre spécial. Sans doute, il présentera quelque aridité en certains points où, faute de renseignements, nous devrons nous contenter d'enregistrer des noms et des dates : pourtant, les quelques détails, que les archives nous permettront de donner, contribueront, nous l'espérons du moins, à former un ensemble assez intéressant.

1 §

## Les Médecins et les Chirurgiens

Le premier nom que nous connaissions, est celui d'un chirurgien du seizième siècle, dont nous n'avons pas d'autre trace : dans le cartulaire des pauvres (1) se trouve, en date du 5 décembre 1564, une réclamation, faite par les héritiers de Nicolas Delattre, en son vivant chirurgien. Nous n'avons guère plus de détails sur maître Jacques Roussel ; nous savons seulement qu'il était « cirurgien et « collecteur de la taille » de 1604 à 1610 (2).

Nicolas Delattre, vers 1560.

Jacques Roussel, vers 1605.

Les Archives Départementales du Nord nous ont appris l'existence d'un chirurgien dont celles de Roubaix ne parlent : pas c'est Jacques Desreveaux qui, en 1625, obtint des lettres de rémission pour la mort de son frère. Ce Desrevaux était originaire de Mou cron ; le onze du mois de janvier 1620. il était allé voir sa famille, et Nicolas. son frère l'avait emmené déjeuner chez Michel Biels « où ils beurent « jusques à estre l'un et l'autre assez surprins de boissons » de retour chez leur père. ils se prirent de querelle parce qu' « estant amené un cheval pour retourner Jacques en sa « maison audit Roubaix et, estant le dit cheval en sueur le « dit Nicolas entra en discours sur ladite sueur scavoir d'où « elle pouvoit procéder, de sorte que volut ledit Nicolas « maintenir son opinion et Jacques le contraire ». On en vint aux voies de fait, et, après une courte lutte, tous deux roulèrent à terre : quand ils se relevèrent, « ledit Nicolas « fut trouvé blessé au costé, sans que Jacques ayt peu per- « cevoir comment la blessure auroit esté faitte, ne soit que « tombant ainsi par terre, la dague qu'il estoit coustumier « de porter à son costé pendant à une liace, seroit sortie de « sa gaigne, et que ledit Nicolas, estant ainsi par terre, se « seroit fourré en la pointe, n'estant ledit mémoratif d'avoir « tiré ladite dague ny en frappé le deffunct. » Jacques Desreveaux désespéré s'engagea dans les troupes royales « soubz le sieur de Fontaine, maistre de camp d'un tercio

Jacques Desreveaux, vers 1620.

(1) *Archives de Roubaix*, GG-226.

(2) *Archives de Roubaix*, CC-1 numéro 9.

d'infanterie ». Cinq ans plus tard, vu sa bonne conduite, on lui accorda des lettres de rémission comme nous l'avons dit plus haut. (1)

Guillaume-Lefebvre, (1647-1668)?

Comme on le voit, nous avons bien peu de noms avant le milieu du dix-septième siècle : mais à partir de cette époque, les indications sont plus abondantes et la liste des médecins est ininterrompue. En 1647, il y avait à Roubaix un chirurgien nommé Guillaume Lefebvre qui donnait ses soins indistinctement à tous, solvables ou insolvables ; à la fin de l'année, il adressait au magistrat une requête pour demander d'être payé des visites qu'il avait faites chez les indigents « . . . . . pourquoi le dit remonstrant prie bien « affectueusement, Messieurs, luy vouloir faire ordonnance « sans diminution, sy leur plaist de ses parties (2) tant « raisonnables, puisque le dit remonstrant at eux asséz « esgard à la pauvreté de plusieurs autres pauvres malades « ou affligés pour lesquelles il at fait libérallement plus de « 40 voïages et visites qu'il n'a fait mention en ses parties, « come il se peult voir cy aprés, de quoy n'en demande ny « prétend aucun salaire . . . . » (3)

Ses notes étaient du reste faites par acquit de conscience car lorsqu'elles dépassaient une certaine somme, 90 livres par exemple, on les lui diminuait impitoyablement ; une ou deux fois seulement, on lui accorda 100 livres. Son dernier état, daté de 1668, fut même rabattu de 43 florins 15 patards à 70 livres parisis : (4) la somme fut payée à sa veuve Mary Marcon.

Martin Castel, (1656-1666)

A la même époque, nous trouvons Martin Castel, qui

(1) *Archives départementales du Nord*, B-1810.

(2) Son état, sa note. Voir à la fin de ce travail où nous reproduisons cette pièce à titre de curiosité.

(3) *Archives de Roubaix*, CC 1, num. 65.

(4) *Ibidem*, CC-2, num. 14.

appartenait à l'une des plus vieilles familles roubaisiennes. Il était fils de Jean ( le quatrième de ce nom ) et de Gillette de le Becque et avait été baptisé le 30 juin 1627. Après avoir fait de sérieuses études, il conquit le grade de licencié en médecine, chose assez rare encore en ce siécle et vint s'établir dans son bourg natal. En 1656, il reçoit 8 livres 8 sols pour avoir soigné une des sauvegardes malades. Peu après li est nommé médecin pensionnaire et reçoit un traitement annuel de 200 livres ; il est pourtant tenu de présenter un état des médicaments qu'il a fournis dans le courant de l'année. Celui du 25 octobre 1665, par exemple, se montait à 145 livres.

Martin Castel possédait une grande fortune qu'il accrut encore en devenant, en 1661 adjudicataire des tailles du marquisat. Il devait, semble-t-il, avoir une cave bien fournie, puisque en 1662, lors de l'entrée solennelle de Mgr. Claude-Lamoral, prince de Ligne et marquis de Roubaix, le magistrat lui acheta, moyennant 458 livres 4 sols, deux pièces de vin de « Montaigne ».

Le docteur Castel s'était uni à une famille non moins illustre et non moins riche que la sienne, en épousant le 26 septembre 1653 Claire de Lespaul, née le 13 août 1631. De cette union naquirent un garçon et cinq filles. La famille de Lespaul avait des prétentions à la noblesse ; Claire notamment avait pris des armoiries et portait « d'azur à un fasce d'argent chargée d'une fleur de lys de geules ».

Martin Castel mourut le 4 mars 1666, à l'âge de 39 ans : il fut enterré dans l'église Saint-Martin et sur sa pierre funéraire, fut gravée l'épitaphe suivante : « Icy gist honorable « hôme Martin Castel, vivant licentiés es médecine et recep- « veur du Marquisat de Roubay, lequel trespassa le 4 mars

« 1666, aagé de 39 ans. Priez Dieu pour son âme. » Après la mort de son époux, Claire de Lespaul continua à résider à Roubaix dont elle devint sous-admodiatrice et fermière-générale.

Jean-Baptiste de Lespaul.

Un des parents de Claire de Lespaul était aussi médecin c'était Jean-Baptiste de Lespaul que les archives (cc 1 et 2) qualifient aussi docteur. Il devait être né le 10 octobre 1624 et être fils de Jean de Lespaul et de Marie Flameng. Il exerçait déjà en 1651.

Pierre Desreveaux, vers 1660.

Un reçu signé de J. P. Monier, greffier de Roubaix, nous apprend qu'en 1660, demeurait aussi dans le bourg un « cyrurgien », nommé maître Pierre Desreveaux qui possédait une partie du bois du Trichon.

Pierre Lefebvre vers 1664.

Vers le même temps, vivait également à Roubaix un « docteur en la médecine » le sieur Pierre Lefebvre. D'abord établi à Tournay, il était venu résider ici. Le 20 novembre 1664, sa fille Marie prit le voile à l'hôpital Sainte-Elisabeth ; il lui donna une dot de 800 florins au profit de cet établissement, avec une hypothèque sur « tous et quelconques de » ses biens et signament tout ung lieu manoir amassé de » maisons manables, granges, portes, estables et aultres » édifices contenant sept cens et demy gisant à Tourcoing » et tenu de la sgrie de Wasquehal. » (1) En attendant qu'il pût (lui ou ses héritiers) acquitter la somme, il devait payer cinquante florins carolus de rente héritière.

Philippe Galand, (1659-1681)?

Alors paraît encore « Monsieur le docteur Galand » : c'était un médecin de Tourcoing, qui en réalité n'était que licencié en médecine, mais qui, à en juger par le respect qu'on lui témoignait, devait être un important personnage. En 1659, le magistrat lui fait compter 72 livres pour avoir « guéry et médicamenté Jean Selosse, affligé d'une lèpre. »(2)

(1) *Archives de Roubaix*, BB-1, folio 26.
(2) *Ibidem*, CC-4, numéro 34.

En 1667, après la mort du docteur Castel, il devient médecin pensionnaire et reçoit un traitement annuel, variant de 100 à 200 livres, jusqu'en 1673 où il est remplacé ; mais en 1675 il adresse une requête au Magistrat pour demander de redevenir médecin pensionnaire. Il y promettait de se rendre à Roubaix, le mardi et le vendredi de chaque semaine, pour soigner les malades pauvres et leur fournir les médicaments nécessaires : il s'engageait de plus à n'exiger des malades payants que vingt patards pour la première visite et six pour chacune des suivantes : en revanche il demandait de lui accorder 180 livres parisis de pension annuelle. Le bailli et les échevins acceptèrent la proposition et le nommèrent médecin pensionnaire, le 31 janvier 1675. (1) I mourut à la fin de l'année 1680 ou dans les premiers jours de janvier 1681.

Louis Milanaud, (1673-1675?)

En même temps que Philippe Galand, deux chirurgiens, Louis Milanaud et Jean Desrevaux exerçaient à Roubaix. Le premier demanda en 1673, de devenir médecin et chirurgien pensionnaire, ce qui lui fut accordé. Sa requête (2) est un vrai modèle de style épistolaire, et si les médecins de l'époque avaient l'habitude de s'exprimer de la sorte, nous comprenons le langage ridicule que leur a prêté Molière.

« A Messieurs les Bailly et Escheuins du marquisat de » Roubaix, remonstre bien humblement Louy Milanau » médecin chirurgien demeurant audit Roubaix qu'il aurait » apris ......, et d'autant que le requérant désire passion- » nément de rendre service à vos seigneureries au faict que » dessus, cause qu'il se retire vers elles suppliant de » l'humilité que dessus de l'admettre pour médecin et chi- » rurgien pensionnaire des dits pauvres..... parmy quoy i

(1) *Archives de Roubaix*, BB-2, folio 31, recto.

(2) *Ibidem*, BB-2, folio 20, recto.

» liurera auxdits pauvres médecines, pillules, potions cor-
» dialles, aposimis, gargarismes, minoratives, vomitifs,
» lauement expositoires, tisannes de touttes sortes, julepes
» cordialles et aultres et tout ce que nécessaire sera à la
» guérison desdits pauvres et pour quelle maladie que ce
» puisse estre, en ensamble faire les saignées, penser et
» médicamenter les playes, ulsères, apostumes, fractures,
» disloquaons, luxtentions et générallement les maux et ac-
» cidens quy pourront arriver auxdits pauvres et pour ce
» livrer touttes drogues et onguents nécessaires,..... et ce
» faisant feré bien »

Une telle requête ne pouvait laisser le Magistrat insensible. Aussi, le 29 décembre 1673, agréa-t-il la demande de Milanaud qui, faute de mieux (1), fut nommé médecin pensionnaire et reçut une pension de cent quarante-quatre livres, plus une exemption de toutes les taxes, gardes et autres charges dont le Magistrat pouvait le dispenser. Milanaud dut prêter serment entre les mains du greffier de « bien et duement s'acquitter » de ses fonctions qu'il ne conserva du reste pas longtemps. Il mourut ou quitta Roubaix dans le courant de 1674 : au moins n'en trouve-t-on plus trace à partir de la fin de cette année.

Jean Desreveaux exerça beaucoup plus longtemps. En 1668, on le chargea de soigner les malades pauvres et il garda cet emploi les années suivantes ; il recevait de ce chef une pension de 60 livres. Ecarté un moment par suite de l'admission de Milanaud comme pensionnaire, il adressa au Magistrat, en 1675, une requête pour obtenir de « penser » et saigner les pauvres de ce lieu, moïennant un sallaire » assé raisonnable quy est de huict livres de gros de six » florins chacune par an » ; il devait de plus fournir les

Jean Desreveaux (1668-1702)

(1) Il y a dans les *Archives de Roubaix*, CC-12, numéro 28, une note, disant qu'on a pris Milanaud parce qu'on n'en avait pas trouvé d'autre.

remèdes nécessaires. Sa demande fut agréée « es assamblé » collégialle, le quinzième d'octobre seize cent septante » cincq. » (1) Il ne jouit pas longtemps de ce privilège et fut supplanté par un nommé Martin Lucas contre lequel il soutint une lutte dont nous parlerons tout à l'heure.

Jean Desreveaux possédait une certaine fortune comme nous l'apprennent les comptes des tailles et autres impôts ; il occupait, rue de la Cure, une maison, bâtie sur 25 verges de terrain et en possédait une autre, rue de l'Abreuvoir, construite sur 99 verges. Il avait épousé Marie-Anne Louage ( appartenant sans doute à une famille du bourg ), comme nous le montre l'acte de naissance de sa fille :

« 12 Octobris 1694. — Baptizata est Maria Joseph Des- » reveaux, filia Joannis et Mariae-Annae Louage conjugum »

Il mourut quelques années après la naissance de sa fille le 1er avril 1702 et fut inhumé dans l'église Saint-Martin ; il aurait exercé à Roubaix pendant 35 ans.

Antoine Galand, vers 1680.

Philippe Galand dont nous avons parlé plus haut avait un fils Antoine qui exerçait déjà à Tourcoing de son vivant. Le Magistrat de Roubaix le chargea même plusieurs fois, à cette époque, d'examiner les sages-femmes du bourg, et nous aurons l'occasion de rapporter plus loin des certificats qu'il avait délivrés à ce sujet. Il vint s'établir ici vers le mois de mai 1680, et, après la mort de son père, sollicita la charge de médecin pensionnaire, qui lui fut accordée le 28 janvier 1681. Sa demande qui commençait par ces mots :

« Remonstre en toutte humilitée Antoine Galand, licen- » cié en médecine, disant qu'il auroit pleu au bon Dieu » d'appeler feu son père de ce Monde après avoir rendu » plusieurs services en qualité de médecin pensionnaire à » votre communauté », contenait l'engagement de résider à

(1) *Archives de Roubaix*, BB-2, folio 49, recto.

Roubaix. (1) Il ne garda pas longtemps sa promesse et retourna en 1684 à Tourcoing dont il devint aussi médecin pensionnaire ; il aida Jean Desreveaux dans sa lutte contre Martin Lucas.

Il en fut de même de Jean Roussel, autre praticien du bourg, demeurant à Fourquencroix, et dont nous savons peu de choses. Il voulut, bien que n'étant que chirurgien, s'occuper de médecine, mais, moins hardi que Desreveaux, il n'osa enfreindre la défense du Magistrat. Il dut mourir le 16 mars 1710, s'il était bien le Jean Roussel, mari de Catherine Leclercq dont nous avons trouvé le nom à cette date dans les registres mortuaires.

Jean Roussel
(1688-1110) ?

Martin Lucas, qui eut à soutenir les efforts des trois médecins ou chirurgiens précédents, était d'Orchies où il s'était d'abord établi. Ayant appris le départ d'Antoine Galand, il écrivit au magistrat pour offrir ses services. Ses prétentions étaient modérées ; il s'engageait à exercer « la « médecine et farmacie, mesme au besoing la chirurgie », à fournir aux pauvres les drogues et médicaments nécessaires en se réglant « sur le pied que tiennent les farma- » ciens de la ville de Lille » et à n'exiger que trois patards pour les visites payantes « moyennant qu'il pleut de lui accorder la » pension ordinaire, ensamble de l'exemter des logemens » de gens de guerre, de garde, des tailles de faux fraies et » de contributions et autres semblables fraies dont les » médecins pensionnaires ont accoustumé de jouyr d'exem- » tion audit Roubaix. » Le Magistrat, aprés s'être « infor- » mé suffisamment de la preudhomie, capacité et suffisance » du suppliant », agréa sa demande et lui donna, le 2 mai 1684, le titre de médecin pensionnaire avec un traitement de 180 livres parisis. (2)

Martin Lucas
(1684-1722)

(1) *Archives de Roubaix*, BB-2, folio 91 verso.

(2) *Ibidem.*, BB-2, folio 107 recto.

Mais les chirurgiens du bourg le virent de mauvais œil et voulurent exercer la médecine puisque lui médecin exerçait la chirurgie. Il semble que leur essai ne fut pas heureux, au moins pour leurs clients, et qu'ils en envoyèrent plusieurs dans un monde meilleur, car le curé adressa une admonition au Magistrat, en faisant remarquer que cette ingérence « produisait la perte de quantité d'habitants » : de son côté, Lucas réclama contre cette atteinte, portée à ses privilèges. Le 23 octobre 1688, le bailly et les échevins firent défense à Jean Desreveaux et à Jean Roussel d'exercer la médecine, « à peine que s'ils y contreviennent, il sera » informé à leur charge et de suite ordonné ce qu il ap- » partiendrat en justice. » (1)

Jean Desreveaux continua cet exercice illégal et joua au fin : il adressa au lieutenant de la Gouvernance de Lille une requête, avec des attestations des principaux médecins de cette ville et se fit accorder par lui l'autorisation de pratiquer la médecine. Le Magistrat, ému des nouvelles plaintes de Martin Lucas, ordonna à Jean Desreveaux de déposer ses titres au greffe pour qu'on pût les vérifier ; mais celui-ci refusa d'obéir malgré des ordres réitérés. (2)

Cela se passait le 1er avril 1689 : le 21 juin, le lieutenant et les échevins, voyant que Jean Desreveaux continuait à enfreindre leurs défenses et que Martin Lucas, fatigué de la lutte, s'apprêtait à quitter Roubaix ( ce qui était le but de ses adversaires et surtout de Desreveaux et Galand qui le disaient tout haut ), autorisèrent leur médecin pensionnaire à présenter au parlement de Tournay une requête contre son concurrent et s'engagèrent à solder tous les frais de procédure qui en résulteraient pour lui. (3) La querelle entrait

(1) *Archives de Roubaix*, BB-2, folio 131 verso.

(2) *Ibidem*, BB-11, numéro 4.

(3) *Ibidem*, BB-3, numéro 7.

dans une phase nouvelle, mais nous n'avons pu en découvrir la solution : il est probable cependant que Martin Lucas eut gain de cause ou que Jean Desreveaux, sur la menace d'un procès, consentit à se soumettre au magistrat, car le premier continua à résider dans le bourg.

Comme il était à la fois médecin et chirurgien pensionnaire, il recevait les deux pensions dont la somme se montait chaque année à 240 livres. Sa position était assez bonne puisque, sur les comptes de tailles, il est porté comme occupant dans la Grand'Rue une maison, bâtie sur 199 verges de terres ; mais il était exigeant et la remise des tailles de la communauté ne lui suffisait pas toujours. En 1697, par exemple, il se refusa à payer les tailles de Roi, de passage, etc....., bien qu'il n'en eût point le droit aux termes de son contrat, et obtint d'être exempté, sinon pour son fonds au moins pour son feu.

Du reste Martin Lucas devait être de bonne famille ; il avait épousé une demoiselle de Saint-Archange, dont il eut plusieurs enfants, François qui fut médecin à son tour, Brigitte qui figure comme témoin au mariage de son frère et Jeanne-Françoise ; l'acte de baptême de cette dernière, nous a donné le nom de sa mère :

« 15 Augusti 1694 ; Baptizata est Joanna Francisca Lucas
» filia Martini et Margaritae Franciscae de St-Archange, con-
» jugum ; susceperunt Franciscus Lucas et Joanna Phi-
» lippa de St-Archange. »

Martin Lucas vécut jusqu'au printemps de 1722 : sa veuve resta dans le bourg, car en 1750 nous trouvons son nom sur les rôles de la taxe volontaire pour les pauvres où elle s'était inscrite pour 12 livres par an.

François Lucas, fils aîné de Martin, s'établit à Roubaix du vivant de son père : nous avons trouvé son nom sur le

François Lucas (1703-1721 ?

rôle de capitation du 15 février 1704, ce qui prouve qu'il avait commencé à exercer à part dans le courant de 1703. Veuf d'un premier mariage, il en contracta un second le 29 octobre 1710, avec une roubaisienne, Françoise Lefebvre. Il mourut vers la fin de 1721, peu de temps par conséquent avant son père : il n'était âgé que de 40 ans.

Pierre Desreveaux.

D'autres médecins ou chirurgiens exerçaient encore à Roubaix vers la même époque : Pierre Desreveaux ou Derreveaux habita rue de la Cure de 1708 à 1711. Un nommé Duquesne, maître en chirurgie, fit, en 1712, un court séjour dans notre ville. Un opérateur, Salomon Locquerel, exerçait sans titre la chirurgie herniaire. (1) mais il devait s'en tenir là : le magistrat le chargea souvent de soigner les pauvres moyennant une somme variable :

Duquesne

Salomon Locquerel (1700 - 1726?)

« Je soubsigné confesse avoir reçu de Jean Dominique » Castel la somme de vinct-huict livres seize gro parisy pour » avoir tranché de la deucente des boïaux le nommé Jean » Franchois de Lescluse pauvre homme de chelieu de Roubaix. — par moy, Calomon (sic) Loquerel. — Roubaix, » le 30 de septembre 1700. » (2)

Le 26 septembre 1702, on lui fait encore remettre trente trois livres pour soins donnés aux pauvres. (3) Il continua à pratiquer à Roubaix jusque dans les premiers mois de 1726 : son épouse, Louise-Thérèse Prouvost, était manufacturière à Roubaix, mais elle subit des pertes considérables, et, en 1736, le rôle de la capitation la qualifie pauvre : en 1738, elle est même « aumônnée » par le pauvriseur.

Pierre-Joseph Locquerel (1723-1751)

Locquerel avait un fils Pierre-Joseph qui étudia la chi-

(1) Salomon Loquerel ne devait pas avoir de titre, car les chirurgiens des bourgs payaient trois livres de capitation tandis que lui n'en payait qu'une, comme les garçons chirurgiens, barbiers et perruquiers.

(2) *Archives de Roubaix*, CC-245, numéro 12.

(3) *Ibidem*, CC-246, numéro 16.

rurgie et devint maître chirurgien. Sa conduite d'après les renseignements que nous avons, ne fut pas toujours des plus régulières. En 1725, il eut à soutenir un procès devant la Cour Spirituelle de Tournay contre une fille de Roubaix, Marie-Elisabeth Delsalle, qui le poursuivait en exécution de promesse de mariage et en reconnaissance de deux enfants nés le 21 septembre de la même année. La Cour ordonna que les deux enfants fussent baptisés sous son nom, et le condamna aux dépens : elle infligea de plus aux deux coupables des peines spirituelles et l'obligation de faire une réparation publique. (1) Ce procès coûta à la communauté de Roubaix la somme de 155 florins 3 patards. De plus comme Locquerel avait disparu pendant le procès, le magistrat dut confier l'enfant survivant à une femme qui s'en chargea moyennant 12 livres parisis par mois ; celui-ci du reste ne tarda pas à succomber à son tour.

Locquerel revint habiter Roubaix quelques années plus tard, car nous le trouvons installé dans la Grand'Rue en 1739. En 1740, il fut chargé, en qualité de chirurgien-juré, de soigner les pauvres pendant six mois, et reçut de ce chef une somme de cent-vingt livres.

En 1745, il fut appelé à Lille pour soigner les blessés de la bataille de Fontenoy qu'on avait évacués de suite sur les hôpitaux des villes frontières (2). La même année le magistrat le désignait pour aller avec les médecins, les égards à la viande, etc.... faire l'autopsie des bêtes à cornes, mortes dans le courant de l'épizootie qui sévissait alors sur tous les troupeaux de la région.

Il mourut en 1751 sans laisser de famille, comme nous le fait connaître une note, mise en marge du rôle de la capitation de 1752.

(1) *Archives de Roubaix*, FF-5, numéro 3

(2) *Ibidem*, CC-89, folio 71.

Jean Laroche (1719-1736) Avant la mort des deux Lucas, un chirurgien, nommé Jean Laroche, était venu s'établir rue Saint-Georges. Il dut arriver à Roubaix dans les premiers mois de 1719. Dans le courant de 1720, il alla demeurer quelque temps dans le Tournaisis, comme nous l'apprend la capitation du 23 novembre de cette année ; mais il revint bientôt dans notre bourg où il mourut probablement en 1735 ou 1736.

Nous avons trouvé, dans les archives de Roubaix, un exemplaire imprimé de piéces relatives à un procés civil où il est fait mention de lui. Appelé prés d'une femme en couches, atteinte depuis longtemps déjà d'une maladie nerveuse ( épilepsie ? ), il la trouva morte quand il arriva, et tenta mais en vain, l'opération césarienne dans le but de sauver au moins l'enfant. A cette occasion, surgit un procés entre le mari qui prétendait garder les biens de sa femme sous prétexte que l'enfant avait donné des signes de vie, et la mère qui réclamait la dot de sa fille, en affirmant que l'enfant n'avait pas vécu.

Laroche soutint l'opinion du mari ; un médecin de Roubaix, nommé Desruy ou Dervy affirma le contraire, tandis que Boucher, médecin à Lille, appuya Laroche. L'avocat de la veuve Lézy, mère de la défunte, demanda l'avis de Théodore-Nicolas de Lallairg, docteur en médecine et ancien professeur royal à l'Université de Douai ; celui-ci rédigea un mémoire (1), où, aprés avoir conscencieusement éreinté Laroche, il déclara que l'enfant n'avait pas pu vivre; du reste, de même que M. de Wawrechin de Lompret, le conseiller rapporteur, il récusait le témoignage de Laroche, parceque celui-ci avait « un intérêt d'honneur à ce que l'opération « ait eu son effet. »

Marc Desruy) (1725-1740 D'autres médecins ou chirurgiens se succédèrent encore

(1) C'est le mémoire que nous donnons au numéro 6 de nos notes complémentaires.

à Roubaix. Marc (?) Desruy dont nous avons parlé quelques lignes plus haut vint s'installer sur la Place, dans le second trimestre de 1725 ; il fut bientôt nommé médecin pensionnaire et entra en fonctions vraisemblablement vers la Noël de 1726 (1). Ainsi que son prédécesseur Martin Lucas, il exerçait à la fois la médecine et la chirurgie, et recevait en conséquence deux cent quarante livres parisis de pension annuelle. Il mourut dans le courant de 1740 et sa veuve retourna à Douai d'où ils étaient tous deux originaires.

Vers la fin de 1726, un sieur Desferretz, chirurgien, demeurait rue Saint-Georges : il ne résida d'ailleurs à Roubaix que très peu de temps. Il en fut de même sans doute de maître Lambert dont une pièce du 28 novembre 1728, nous apprend l'existence. Des ferretz Lambert

En 1736. nous trouvons sur la Place, un médecin nommé Page. Il fut chargé de soigner les malades pendant l'épidémie de 1742 et reçut, de ce chef, un salaire de 480 livres. Il quitta Roubaix ou mourut peu après, car nous n'avons plus vu son nom que sur le rôle de la capitation de 1743. Page

Un autre médecin, Gaspard Duprez. demeura plus longtemps dans le bourg, mais il n'y fut guère heureux En 1741 on le nomma médecin pensionnaire en remplacement de Desruy et aux mêmes appointements. En 1743, il reçut une gratification supplémentaire de 200 livres pour son surcroît de besogne pendant l'épidémie de l'année précédente. Il ne devait pas faire son service avec grand zèle, car il fut révoqué vers la fin d'octobre 1746. Il continua pourtant à habiter Roubaix, mais la clientèle devint rare. Quand, le 10 janvier 1756, on dépouilla les registres de François Roussel, un adjudicataire des tailles que les mauvais payeurs avaient ruiné, on trouva que Duprez devait encore 00 livres 15 sols Gaspard Duprez (1741-1167)

(1) *Archives de Roubaix*, CC-67, numéro 43.

10 deniers sur les tailles des années 1747, 48, 49 et 50. Du reste sur le rôle de la capitation de Roubaix pour 1763, on a accollé à son nom la mention « faisant peu de chose » (1) qui se trouve reproduite chaque année jusqu'en 1767, date de sa mort.

Carbonnel (1743-1745?)

Contrairement à ce qui se passa aux autres époques, les médecins étaient alors plus nombreux dans le bourg que les chirurgiens. En 1743, nous en trouvons un troisième nommé Carbonnel ou Carbonnelle, établi rue de l'Abreuvoir. Dans le courant de 1744, il épousa la veuve Du Coulombier et alla demeurer Grand'Rue, dans la maison qu'elle occupait. Des liens si doux ne le retinrent pourtant point, et la capitation de 1746 nous apprend, par une note mise en marge, qu'il avait abandonné à la fois et sa femme et Roubaix pour chercher fortune en d'autres lieux (2).

Jacques-Joseph Derveaux (1743-1773)

Deux chirurgiens, maître Jacques Joseph Derveaux et maître Mathias Cuvelier, étaient venus se fixer chez nous en même temps que Carbonelle. Le premier était originaire de Wattrelos et fils de Denis Derveaux et d'Anne Mullier. Le 21 octobre 1749, il épousa Anne-Marie-Joseph Roussel, fille de Jean-Jacques et d'Hélène-François Lepers.

En 1750, il fut le seul des médecins ou des chirurgiens de Roubaix qui souscrivit à la collecte faite pour subvenir aux besoins des pauvres et s'engagea à donner 10 patards par mois, mais nous ne trouvons plus son nom sur « l'assiette » de la taille de pain et d'argent à collecter dans toute l'éten- » due de la paroisse de Roubaix pour laquelle chacque chef » de famille s'est cottisez à sa volontez pour une année à » commencer au premier de janvier 1754. » Il en fut de même en 1755. Les médecins croyaient sans doute que dans l'exercice de leurs fonctions, ils avaient déjà suffisamment

(1) *Archives de Roubaix*, CC-115, numéro 30.
(2) *Ibidem*, CC-89, numéro 43.

l'occasion de montrer leur charité à l'égard des pauvres, et il semble que le magistrat fut parfois du même avis, car, lorsqu'en 1756, il établit d'office une taxe obligatoire, il en exempta tous les praticiens du bourg. En 1768, il revint sur sa décision et les imposa ; Derveaux eut à payer cette année une livre 12 sols,

Le 10 octobre 1768, Jacques Derveaux et un chirurgien de Croix; Eugène-Joseph Laroche ( peut-être un parent de Jean Laroche ) signèrent avec le magistrat de Roubaix un contrat par lequel ils s'engageaient à soigner les pauvres, par moitié, moyennant cent-cinquante livres de traitement chacun par an (1). On accorda en outre à Derveaux remise de la majeure partie des taxes, car nous voyons qu'en 1772 par exemple, on lui remboursa 9 livres 18 sols. D'ailleurs, bien que le contrat ne spécifiât qu'une pension annuelle de 150 livres, on lui accorda beaucoup plus ; en 1770, il reçut 275 livres ; en 1772 et en 1773, il en reçut 300· Il mourut cette année, laissant une veuve et une nièce qu'il avait recuillie en 1764.

Mathias Cuvelier (1744-1786 ?)

Son confrère, maître Mathias Cuvelier, dut arriver vers la fin de 1744 : il occupait une maison vers le milieu de la rue Saint-Georges. Après la révocation de Duprez, il fut chargé provisoirement de le remplacer ; mais dans sa séance du 4 juillet 1747, le magistrat « sur les bons rapports » et capacitez au fait de l'art de chirurgie et de la pratique » pour la médecine » qu'on lui avait faits sur son compte, lui donna le titre de médecin pensionnaire et une pension de deux cent quatre-vingt huit livres parisis ; dans l'acte de nomination, on introduisit une nouvelle clause, permettant à maître Cuvelier de réclamer le payement des aides dont il pourrait avoir besoin. (2)

(1) *Archives de Roubaix*, BB-11, numéro 7.
(2) *Ibidem*, BB-4, folio 34 verso.

En 1750, il vint demeurer dans la Grand'Rue afin de se loger plus commodément et de permettre à sa femme d'ouvrir un magasin (1). Lors de la taille d'aumône de 1768, il fut taxé à une livre quatre sols ; en 1769. il perdit sa charge de médecin pensionnaire par suite du contrat passé avec Derveaux et Laroche et reçut une indemnité d'environ 200 livres (2).

Mais lorsque le contrat fut arrivé à son terme (il n'avait été fait que pour 3 ans, et en dura 4), Cuvelier s'entendit avec un autre chirurgien de Roubaix, François-Xavier Gaurain ou Gorain, et tous deux, le 9 octobre 1773, signèrent un accord avec le magistrat(3). Ils s'engageaient à soigner les pauvres, moyennant qu'il leur fût payé « à chacun la » somme de cent florins, d'être exempts des impositions de » la paroisse comme aussy d'être indemnisé et satisfait du » traitement des cangrenne, par mesdits sieurs lesquels » seront obligés de nous fournir les remèdes et médica» ments pour cette cure et quant aux fractions, dislocqua» tions et maladie ordinaires et extraordinaires, le traite» ment restera à notre charge. »

Le contrat fut mis de suite à exécution. Mais, en octobre 1775, Cuvelier se trouva, nous ne savons pourquoi, chargé de soigner seul les pauvres et reçut dès lors les 400 livres qu'on partageait auparavant entre Gorain et lui. Vers le même temps, il reçut le titre d'accoucheur-juré et fut chargé de faire les accouchements des pauvres. moyennant 2 livres 4 sols pour chacun. Au nombre des avantages que lui procurait son titre de pensionnaire. était l'exemption d'impôts qui représentait une économie déjà considérable et qu'il maintenait avec soin : le magistrat lui faisait même

(1) En 1760, elle fournit les étoffes nécessaires à la maison orpheline.

(2) *Archives de Roubaix*, CC-123, numéro 46.

(3) *Ibidem*, BB-11, numéro 8.

remettre, quand c'était possible, sa quote-part des tailles de l'Etat.

Malheureusement pour Cuvelier, il était soumis comme les autres aux misères humaines, et, comme les autres, en vieillissant il devenait moins apte à remplir ses fonctions : les pauvres, souffrant gravement de cette négligence forcée, s'en plaignirent vivement, et, le 30 novembre 1782, le magistrat se décida à le révoquer (1). Mais il était sans doute entêté, car on dut lui faire signifier sa révocation par exploit, et lui faire défense formelle de visiter dorénavant aucun pauvre. Ce fut maître Piat, notaire royal à la résidence de Roubaix, qui fut chargé de le lui faire connaître. Il dut mourir trois ou quatre années plus tard, après avoir exercé la médecine pendant plus de quarante ans.

Parmi les enfants de Cuvelier, il en est un qui mérite une mention spéciale, bien qu'il n'ait point été médecin ; il s'agit de l'abbé Ignace Cuvelier, dont voici l'acte de baptême :

« Le 11 Mai 1764, je soussigné, vicaire de cette paroisse,
« ai baptisé Ignace-Gabriel-Joseph Cuvelier, né le même
« jour en légitime mariage de Mathias et de Mélanie-
« Isabelle Boyaval, domiciliés en cette paroisse. Le
« parrain, Ignace-Joseph de Latour; marraine, Constance-
« Joseph Jonville. Le père absent. P. F, J. Six, vicaire. »

Quelques années avant la révolution, il prit l'habit monastique à l'abbaye de Marchiennes. Lorsque la constitution civile du clergé eut brisé les portes des couvents et forcé les religieux fidèles à émigrer, il se réfugia dans le diocèse de Tournay, où il exerça le ministère. Vicaire à Ramecroix en 1803, puis à Templeuve en 1810, il devint curé d'Esplechin en 1818, et y mourut dans le courant de l'année 1843.

(1) *Archives de Roubaix*, BB-6, folio 37.

André-Joseph Desmazières

En 1749, vint s'établir, rue de l'Abreuvoir, un médecin qui fut sans doute avec le docteur Castel le plus riche de tous ceux que nous avons cités. En 1756 pourtant, il devait encore 9 livres, 11 sols, 3 deniers sur les tailles de 1750 ; mais comme c'était l'année de la faillite de François Roussel, il est probable que celui-ci n'avait pas eu le temps d'opérer sa collecte. Au reste, en 1764, Desmazières avait 2 servantes, preuve de richesse en ce temps-là dans le bourg, et payait 4 livres de capitation, tandis que les autres praticiens, conformément au tarif établi, n'en payaient que 3. Lors de la taille d'aumône de février 1768. le magistrat le taxa à 13 livres 12 sols : Bien plus, sur le rôle de la capitation de 1770. on a mis en marge de son nom « *Très aisé* et peut-être taxé » aussi, comme conséquence de cette note, élève-t-on le taux pour lui de 4 livres à 6.

Dans le courant de 1768, il épousa la veuve Jean-Baptiste Delaoutre, manufacturière de Roubaix, jouissant d'une fortune considérable. (1) Le 18 mai 1774, par exemple elle se fait inscrire en son nom propre, pour 48 patards par mois sur la liste de ceux qui ont bien voulu souscrire pour les pauvres ; bien peu d'habitants ont pu se montrer et se sont montrés aussi généreux. Desmazières était donc, sous le rapport de la fortune, un des principaux habitants du bourg « Aussi » n'est-il pas étonnant qu'il pût, en 1780, donner au magistrat une somme de

(1) D'après une note que nous a communiquée M. Leuridan, Desmazières était né à Templeuve-en-Pévèle vers 1724. Il épousa en premières noces, le 27 janvier 1755, Ursule-Henriette-Joseph Florin, fille de Jean-Nicolas et de Catherine de Surmont, et sœur de Pierre-Constantin Florin; premier maire de Roubaix.

Il épousa en secondes noces, le 3 octobre 1768, Geneviève-Joseph de Frenne, fille de Liévin et de Marie-Jeanne Roussel. Geneviève de Frenne était la marraine de Philippe-Ernest-Marie-Joseph Roussel, qui fut prieur de l'abbaye de la Valleroy, au diocèse de Reims et grand-doyen de Roubaix, de 1803 à 1834. Elle était veuve depuis 1762 de Jean-Baptiste de Laoutre, fils de Jean II et de Marie-Marguerite Roussel, et mère de cinq enfants parmi lesquels Floris-Marie Joseph de Laoutre qui fut second maire de Roubaix.

4.000 livres pour en recevoir 160 livres de rente héritière, et que la même année. il payât pour sa part 24 livres de cotisation capitale. Il est probable qu'en raison de sa position. il ne chercha point à faire de service, payé par la communauté ; une seule fois, nous le voyons recevoir 38 florins pour avoir soigné un orphelin.

François-Xavier Joram

C'est en 1769 que maître Gorain, chirurgien, vint habiter Roubaix après avoir été gravement malade. Comme nous l'avons dit plus haut. il signa en 1773 un contrat par lequel il se chargeait de soigner les malades pauvres de concert avec Mathias Cuvelier. Outre son traitement annuel de 200 livres, il reçut de nombreuses indemnités pour des services particuliers ; en 1775, on lui paye 82 livres 8 sols pour avoir soigné plusieurs personnes « de la cangrenne et » autres playes dangeureuses », et, en 1776, on lui donne 324 livres 8 sols pour la même raison, ce qui semblerait prouver que la gangrène ou au moins les plaies gangréneuses étaient alors très fréquentes.

Vers la même époque, il laissa à Cuvelier le soin de s'occuper seul des malades pauvres ; et, en 1779, il quitta Roubaix, mais pour peu de temps. Quand son collègue fut révoqué en 1782, le Magistrat le chargea de prendre sa place et lui donna le titre de pensionnaire avec le même traitement de 400 livres ; Gorain garda l'un et l'autre jusqu'en 1789 et peut-être après.

Nous avons encore maintenant à citer quelques praticiens sur lesquels nous avons peu de renseignements. La capitation de 1772 porte le nom de la veuve d'Ignace-Joseph de Latour en son vivant chirurgien ; c'est avec l'acte de naissance de l'abbé Ignace Cuvelier la seule pièce où nous ayons trouvé mention de ce de Latour, aussi ne pouvons-nous affirmer qu'il ait exercé à Roubaix.

Desvignes

En 1773, un autre chirurgien, Desvignes, vint demeurer

rue Galon-d'Eau ; il y habitait encore en 1789. Le magistrat le chargea plusieurs fois de soigner les pauvres, lorsque le pensionnaire ne le pouvait faire. A la même époque arrivait
Wimille le sieur Wimille, médecin, qui, pendant plusieurs années, soigna les orphelins malades et fournit les remèdes nécessaires à leur traitement. Il mourut en 1787. Enfin vers 1785
Durez ou 1786, un chirurgien nommé Durez vint se fixer dans le bourg.

Il est facile de reconstituer la succession des médecins et chirurgiens pensionnaires de Roubaix, en tenant compte que les deux charges furent tantôt séparées et tantôt réunies.

| CHIRURGIENS | MÉDECINS |
| --- | --- |
| Guillaume Lefebvre (1647-1668) | Martin Castel (1656-1666) |
| Jean Desrevaux (1668-1673 | Philippe Galand (1667-1673) |
| Louis Milanaud (1673-1675) | |
| Jean Desreveaux (1675-1684) | Philippe Galand (1675-1680) |
| | Antoine Galand (1681-1684) |
| Martin Lucas (1684-1722) | |
| X . . . . . (1722-1726) | |
| Desruy (1726-1740) | |
| Pierre-Joseph Locquerel (1740) | |
| Gaspard Duprez (1741-1746) | |
| Mathias Cuvelier (1746-1769) | |
| Jacques Desrevaux et Eugène Laroche (1769-1773) | |
| Mathias Cuvelier et François Gorain (1773-1775) | |
| Mathias Cuvelier seul (1775-1782) | |
| François Horain seul (1782-1789) | |

Comme on le voit, il y a de 1722 à 1726 une lacune que nous n'avons pu combler.

## § 2

### Les Sages-Femmes Pensionnaires

Notre liste des sages-femmes est bien moins complète que celle des médecins et des chirurgiens ; d'ailleurs elles étaient souvent incapables d'exercer leur art pour peu que le cas fût difficile, comme le disait le Magistrat dans une lettre, adressée le 21 juin 1786 à l'Intendant de Flandre. Aussi prenait-on des précautions contre elles, précautions qui allaient parfois jusqu'à l'interdiction absolue d'exercer, comme l'atteste une pièce que nous avons en mains.

C'est une note (1) envoyée en 1676, par Antoine Monier, greffier de Roubaix, à Antoine Galand, et où il est dit : « Le 6me février 1776. ladite sage-dame at promis sous son » serment qu'elle a presté ledit jour pardevant les seigneurs » bailly et escheuins seruant à l'audition des comptes des » pauvres dudit jour de soy devenir descharger du debvoir » de sage-femme et d'appeller à son adsistance une aultre » sage-dame ou chirurgien plus expert qu'elle aux accou- » chements. » Galand répondit sur la même feuille qu'on avait bien fait de lui « ordonner de ne plus se trouver aux accou- » chements des femmes », car elle a été « trouvée incapable » touschant les accouchements laborieux, mais, comme » elle se voit réduite à une extrême pauvreté future si elle ne » peut exercer cet art. nous avons trouvé expédient de luy » permettre de se trouver aux accouchements ordinaires » sur quoy elle at satisfait par les responses. »

Nous ne connaissons point le nom de la sage-femme en question ; il ne se trouve en effet ni sur la note du greffier, ni sur la lettre du médecin. Peut-être était-ce Isabeau Du Bois qui pratiquait en 1680, comme le montre une attestation du même Galand. D'après cet acte, elle devait être très peu habile ; aussi était-elle obligée d'appeler à son aide des personnes plus expérimentées. Tourcoing avait alors une sage-femme beaucoup plus adroite, Jeanne Sleuwe, veuve d'Achille Du Coulombier, en son vivant chirurgien au même bourg. Galand dans une déclaration, faite au Magistrat de Roubaix, le 16 juillet de la même année 1680, lui décerne de grands éloges.

Isabeau Du Bois

(1) *Archives de Roubaix*, BB-11, numéro 1.

Péronne Leclercq

Le 5 Novembre 1683, Péronne le Clercq, femme de Jean Selosse, manant de Roubaix, accepte l'office de sage-femme « soub condition que le dit Jean Selosse, son » mary, serait exempt et deschargé des charges de pauvri- » seur et margliseur de cette dite paroisse » et prête le serment accoutumé. Elle était digne de la confiance du Magistrat ; car le 8 Novembre 1685, Antoine Galand, chargé de l'examiner, lui délivre un certificat (1) où il déclare qu'elle est très capable et « mesme qu'elle a » aussy satisfait et donné des raisons de science et expé- » rience sur les mauvais fascheux et dangereux accou- » chements, » et où il conclut qu'on peut la laisser « libre- » ment se présenter et travailler à toutte sorte d'accouche- » ment. »

Jeanne Leclercq

Vers 1730, nous trouvons comme accoucheuse-jurée à Roubaix, Jeanne-Françoise-Cécile Leclercq, femme du chirurgien Jean Laroche ; elle continua ses fonctions après la mort de son mari. En 1736, elle attesta, devant l'official de Tournay, qu'elle avait forcé la nommée Marie-Elisabeth Le Coutre à avouer le nom de son séducteur en refusant de l'aider si elle ne le révélait point (2). La loi n'admettait pas alors le secret médical en matière criminelle,

Françoise Cherrier

Une autre sage-femme, Françoise Cherrier, épouse de Pierre Simon, vint exercer à Roubaix en 1732. Elle avait étudié à Paris, près de Pirard et de Puisjos, et avait été reçue par les chirurgiens-accoucheurs de la Faculté de Saint-Côme. Elle fut bientôt nommée accoucheuse-jurée et reçut de ce chef une pension de quarante-huit florins. Mais quelques années plus tard, on la révoqua,

(1) *Archives de Roubaix*, BB-11, numéro 3.

(2) *Ibidem*, FF-5, numéro 21.

nous ne savons pour quelle cause. A partir de ce moment, elle tomba dans une grande misère. En 1765, elle implora l'appui de l'Intendant de Flandre, M. de Caumartin et de M. D'Haffrenguier-D'Hellemes qui demandèrent au Magistrat de vouloir bien prendre pitié d'elle et de lui venir en aide. (1)

L'affaire traîna en longueur; Françoise Cherrier, fatiguée, intenta un procès devant le gouverneur de Lille, le 24 septembre 1782. La Cour, après une enquête où furent présentées les diverses décisions de la Loy de Roubaix, relatives à la requérante, considérant que ces décisions engageaient réellement le Magistrat envers la femme Simon-Cherrier, que celle-ci, pour rester accoucheuse-jurée du bourg, avait refusé des avantages au moins égaux qu'on lui offrait pour aller à Saint-Amand, en 1751, et que, malgré sa révocation, elle avait continué depuis 1760, à assister les femmes pauvres de la paroisse. déclara, le 3 octobre 1782, que le magistrat devait rendre sa pension à la requérante d'autant « que ce serait un procédé peu séant et peu » convenable aux chefs d'une communauté aussi considé- » rable que de manquer à une promesse solennelle, faite » la Loy assemblée. » (2) Celui-ci ne céda pas de suite mais, le 22 juillet 1783, il se décida à faire payer à la femme Simon 268 livres 16 sols d'indemnité, somme fixée par le conseiller Questroy (3). Nous ne croyons pas qu'on lui ait pourtant rendu sa charge de sage-femme pensionnaire.

Lors de l'enquête, ordonnée le 18 mai 1786, par le lieutenant de l'Intendant de Flandre, Esmangart, pour connaître le nombre des sages-femmes résidant dans la province et leur valeur, il y en avait à Roubaix trois « lesquelles

(1) *Archives de Roubaix*, BB-11, numéro 6.
(2) *Ibidem*, BB 11, numéro 9.
(3) *Ibidem*, CC-144, numéro 51.

Opinion du magistrat sur les sages-femmes de Roubaix

» n'exercent leur art que parmi les femmes pauvres et » lorsqu'il se rencontre dans leurs accouchements quelques difficultés, elles appellent un chirurgien-accoucheur » pour les aider, n'ayant jamais lu ni reçu (c'est le lieutenant du bailly qui parle) aucune plainte de malversation des sages-dames, mais elles n'ont point acquis une » haute réputation dans la profession de leur art, étant » cependant nécessaire qu'elles exercent leur profession » pour les femmes pauvres, attendu le grand nombre qui » se trouve dans notre paroisse dont les chirurgiens-» accoucheurs ne pouroient suffire » (1)

La première de ces sages-femmes était Françoise Simon-Cherrier, dont nous venons de parler ; elle avait alors 71 ans et avait le titre d'accoucheuse depuis 52 ans ; c'était probablement la doyenne des sages-femmes de Flandre.

Anne Roussel

La seconde était Anne-Marie Roussel, veuve de Jean-Baptiste Beuscart, alors âgée de 71 ans également, et diplômée le 14 janvier 1760 par MM. Guffroye et Chastanet, chirurgiens à Lille.

Marie Leclercq

Enfin, en troisième lieu, venait Marie-Philippine Le Clercq, femme de Louis Fremaux, agréée le 11 novembre 1765 par la Gouvernance de Lille, après avoir été examinée par maître Warocquier ; depuis elle avait été interrogée de nouveau par MM. Chastanet et Brulois, qui avaient confirmé son titre, le 26 septembre 1772.

(1) *Archives de Roubaix*, BB-11, numéro 12.

## CHAPITRE V.

# La Santé Publique à Roubaix

Nous avions craint de ne pouvoir guère trouver sur cette question de renseignements intéressants ; nous nous étions trompé. Nous avons au contraire rencontré, dans les Archives, un nombre assez considérable de pièces. Sans doute beaucoup n'ont, au point de vue général, qu'un intérêt restreint ; mais ce qui peut leur manquer de ce côté est largement compensé par celui qu'elles présentent au point de vue local. Un certain nombre touchent, en effet, à deux questions qui ont été longtemps à l'ordre du jour pour Roubaix et qui maintenant sont à peine résolues ; est-il nécessaire de dire que ce sont les *questions des eaux sales et du cimetière.* Enfin nous avons pu recueillir quelques notes sur les épidémies qui sévirent dans le bourg pendant les deux derniers siècles.

Comme nous manquons de renseignements sur certaines questions, nous ne pourrons point suivre exactement l'ordre de notre second chapitre. Nous garderons pourtant la division générale en deux parties : la première, consacrée à l'hygiène, comprendra tout ce qui a trait à la voirie, à la surveillance de l'alimentation, etc. tandis que l'autre traitera des pestes qui ravagèrent Roubaix. Division

# A

## L'Hygiène Publique

Ainsi que vous venons de le dire les deux questions capitales de cette partie. sont celle des eaux sales et celle du cimetière, auxquelles viennent s'en ajouter quelques autres d'intérêt secondaire. Aussi la partagerons-nous en trois subdivisions. La voirie dans laquelle nous ferons rentrer la question des eaux, remplira la première ; le cimetière fera l'objet de la seconde ; nous réserverons pour la troisième la surveillance des denrées alimentaires. Nous pourrons de la sorte établir un ordre méthodique qui nous permettra d'utiliser tous les documents que nous avons réunis.

### § 1.

### La Voirie

Les rues avant 1662

Il faut bien le reconnaître, la voirie fut longtemps négligée à Roubaix ; on s'occupait en général assez peu, dans les campagnes, du bon état des chemins, et nous étions restés bien en retard sous ce rapport. Aussi, en 1662, l'accès du bourg était-il très difficile ; des plaintes s'élevèrent, mais avec d'autant moins de résultat, que la communauté, déjà fortement obérée, ne pouvait songer à s'engager dans de grandes dépenses. Il fallait donc une intervention énergique pour arriver à une solution.

Requête de Me Jean Prus

Cette intervention vint du curé. Maître Jean Prus, alors pasteur de cette paroisse, voyait avec peine nombre d'habitants, demeurant dans la campagne, s'abstenir souvent de paraître à l'église, motivant leur absence sur le mauvais état des avenues et des rues de Roubaix

» si fangeuses que les passans s'embourbent jusques » au-dessus des souliers ». Si les grandes personnes hésitaient à s'aventurer jusqu'au bourg, en cas de mauvais temps, encore moins permettaient-elles à leurs enfants de se rendre au catéchisme et à l'école. Le mauvais entretien des rues constituait donc un état intolérable et très préjudiciable sous tous rapports. Le pasteur exposa ces faits dans une requête qu'il adressa en 1662 au roi d'Espagne, et où il demanda qu'on fit paver les rues du bourg et les deux routes principales qui y conduisaient (1).

Premiers pavés

Peu après, le roi envoya de Bruxelles l'ordre de paver les rues et les avenues, et une ordonnance du 7 avril 1682 décida que le Magistrat pourrait emprunter 20.000 florins pour exécuter ce travail. Les Etats de Lille intervinrent même dans la dépense et donnèrent six annuités de 200 florins chacune (2). Roubaix allait donc avoir des pavés.

A partir de cette époque, le Magistrat prit soin de la voirie et sa sollicitude ne se démentit pas. Malgré les malheurs de la cité, il s'occupa d'entretenir et même d'augmenter les pavés, et ce jusqu'aux derniers jours de son existence. Le 22 août 1781, il fait paver les flégards ( trottoirs ) de l'hôpital Sainte-Elisabeth, et la rue du Pays que l'on venait de baptiser de ce nom. Le 13 mai 1783, après avoir reconnu le mauvais état des six rues principales du bourg, il ordonne de les repaver, charge un certain nombre de manants d'aller chercher des pierres aux magasins des Etats à Lille, et vote les fonds nécessaires à l'exécution de ses ordres. Le 22 juin 1784, il commande de paver le marché aux Légumes, « pour ce qu'il est défectueux ».

Balayage

Jaloux de tenir les rues en bon état, il veillait depuis nombre d'années à ce qu'on balayât avec soin et qu'on ras-

(1) *Archives de Roubaix*, DD-3, numéro 1.
(2) *Ibidem.*

semblât les immondices en tas qu'un adjudicataire devait enlever régulièrement. En 1734, par exemple, nous voyons le sieur Delcourt payer 200 livres pour quatre années de « louages des immondices des rues et de l'Abreuvoir. »

Les fossés

Les égouts et les fossés étaient aussi l'objet d'une surveillance rigoureuse ; il fallait qu'ils fussent entretenus et curés périodiquement pour ne point laisser les eaux stagner dans le bourg et aux alentours. Afin de constater leur état, le Magistrat parcourait lui-même fréquemment tous les points du territoire ; si un riverain n'avait pas fait curer le fossé, si le lit en avait été rétréci pour gagner de l'espace, si les ponts, jetés dessus, gênaient l'écoulement des eaux, on en prenait bonne note et, dans le plaid suivant, on condamnait le délinquant à des amendes variables, mais qui pouvaient être multiples, si les délits l'étaient aussi. Certains s'en voyaient infliger deux, trois, parfois même cinq et six. Ainsi, le 26 mai 1752, on requit vingt-cinq amendes contre les fils de Jacques-Michel Salembier ; on n'en prononça, il est vrai, que quinze, mais c'était encore fort raisonnable. Les sévérités du Magistrat atteignaient du reste les grands tout aussi bien que les petits, et nul n'était exempt de la loi commune ; le 18 juin 1755, on infligea 10 livres 10 sols d'amende à M. de Petitpas, seigneur de la Potennerie, pour n'avoir pas fait curer ses fossés. Ces leçons-là portaient leurs fruits.

Amendes pour la voirie

Le Magistrat donnait d'ailleurs l'exemple et entretenait bien les cours d'eau qui étaient à sa charge. Ces cours d'eau, au nombre de cinq, étaient visités chaque année et des ordres étaient donnés pour leur mise en état ; des marchés étaient passés avec des particuliers pour qu'ils se chargeassent du travail. Le 29 mai 1781, le Magistrat donne 100 florins à Constant Delescluse pour « nettoyer et rem- » brayer le Trichon, et en quitter toutes les gringailles » le plus promptement possible.

Le Trichon

Ces soins du magistrat ne suffisaient pourtant pas toujours ; la faute en était aux manufacturiers qui, pour se débarrasser des eaux sales, provenant de leurs fabriques, trouvaient très simple de les jeter dans le Trichon. Ce ruisseau, traversant tout le bourg, semblait tout destiné à servir d'égout collecteur ; aussi les peigneurs de laine, les laveurs de scie, et les teinturiers y lâchaient-ils à l'envi des liquides dont la limpidité n'était pas la qualité dominante. Ni les habitants, ni le Magistrat n'en étaient satisfaits ; mais qu'y faire ? cette fois la situation était délicate ; prendre une décision, c'était se mettre à dos tous les manufacturiers, gêner considérablement la fabrique, et, avouons-le, aller quelque peu contre ses intérêts personnels, parce que la plupart des échevins étaient des fabricants du bourg.

Aussi la question traîna-t-elle longtemps ; d'ailleurs on n'incommodait que soi et il n'y avait point, au-delà des limites du marquisat, une chambre des députés pour fulminer de terrifiants anathèmes contre Roubaix et ses eaux sales. Enfin quelques habitants, fatigués d'attendre une décision du magistrat, résolurent d'agir eux-mêmes et s'adressèrent, en 1735, à la Gouvernance de Lille. Celle-ci, après enquête sérieuse, audition des parties et examen des lieux, rendit un arrêt (1) dont nous reproduisons les passages intéressants :

Arrêt de la gouvernance

« Les Baillif, Conseillers du Roy au Bailliage et Hommes » de Fief de la Salle de Lille,

» Sur les plaintes que nous ont porté plusieurs habi- » tants de Roubaix, que les eaux de la Becque venant de » la Macquellerie dans les Fossets du château de Roubaix, » se trouvent infectées, tant par les eaux de lavage des » laines, eaux de teintures et autres immondices, que dif-

(1) *Archives de Roubaix*, DD-17, numéro 2.

» férens Particuliers font courir dans cette Becque, que » par les sayettes et filets teints en soye que plusieurs » personnes vont y laver ; que l'infection de ces eaux est » d'autant plus préjudiciable aux Habitants de Roubaix, » que dans les temps de sécheresse ils n'ont pas d'autres » eaux pour brasser, boulanger et pour les autres besoins » de la vie, et qu'à leur défaut ils sont obligez d'en aller » quérir à une demie-lieue de chez eux. Nous nous som- » mes transportés sur les lieux et avons ordonné qu'il en » serait dressé un plan.

» Vu......, celui des Opposans qui soutenaient que les » Becques étaient destinées à recevoir les eaux bonnes et » mauvaises, et que leur usage n'était que pour empêcher » les eaux de croupir dans les lieux qui y abordent ; que » ce serait troubler le commerce, qui doit prévaloir sur » les avantages des particuliers qui se plaignent, si on ne » permettait de vuider l'eau des Fosses, où ils ont lavé » leurs laines et leurs filets de teintures, pour les renou- » veller. Que le prétexte de conserver les eaux des Fossets » du château n'est point fondé, puisque dans la Bassecour » il y a une maison à usage de Teinturier qui lave tous ses » filets de teinture dans les Fossets du château, que......

« .......

» .......

« Ordonnons aux Riverains de relever et nettoyer tous » les ans ladite Becque chacun à l'endroit de ses héri- » tages.......

« Deffendons à toutes personnes de laver dans ladite » Becque des sayettes, filets ou laines, Ordonnons à ceux » qui ont pratiqué des lavoirs de les retirer et les bois y » servans endedans la huitaine, deffendons d'en pratiquer » à l'avenir, le tout à peine de trente florins d'amende.

» Deffendons sous peine de pareille amende à toutes

» personnes de faire couler dans ladite Becque, ni dans les » égoûts, ruisseaux des rues ou fossets qui y communi- » quent, les mares ou brouets et eaux de teinture et de » lavages de laines et de toutes autres immondices, qui pourront gâter les eaux de ladite Becque.

» Nous réservant pour la commodité et l'utilité du » commerce, de permettre aux Peigneurs de laine, qui ont » des fosses voisines de ladite Becque, d'y laisser écouler » une fois chaque année, les eaux desdites fosses qui » auront servi à laver leurs laines, dans un temps marqué, » et aprés qu'on aura reconnu que l'écoulement de ces » eaux ne pourra nuire à celles des Fossets du château.

» Prononcé aux Plaids, tenus en la Salle de Lille, le 15 » décembre 1735, par devant le sieur Louis-Dominique » Vanrode, conseiller du Roy. Signé : F.-J. Caigny. »

Comme on le voit, l'arrêt devait donner satisfaction à tous ; Il rendait aux eaux du Trichon leur pureté originelle et permettait cependant aux manufacturiers de se débarrasser de leurs eaux sales. Peu à peu pourtant, il tomba dans l'oubli et il fallut que, le 22 avril 1772, le Magistrat, se décidant à agir lui-même, envoyât les sergents du marquisat dresser procès-verbal à ceux qui lâchaient dans le Riez « des eaux de teinture, boues, immondices, etc...» (1)

Poursuites contre les délinquants

Malheureusement ce beau zéle fut de courte durée et les vieilles habitudes que l'on a toujours tant de peine à déraciner, reparurent bientôt ! aussi en 1787, dans une lettre qu'il écrivit au Magistrat et que nous reproduirons plus loin, le délégué de l'Intendant de Flandre signale, comme une des causes d'épidémie, les « exhalaisons qui » s'élèvent des eaux dans lesquelles on lave les laines que » l'on employe dans les fabriques d'étoffes qui se trouvent

(1) *Archives de Roubaix*, DD-17, numéro 44.

» dans ce bourg. » Le mal du reste n'a fait qu'augmenter depuis ; mais le Trichon, transformé en aqueduc, ne permet plus aux Roubaisiens de s'apercevoir des inconvénients de leur industrie.

La Marque

Si le Riez alors déjà voyait souiller ses eaux par les résidus des fabriques, la Marque n'était pas mieux partagée et Croix, souffrant de cet état de choses, réclama à son tour ; là du moins le cri d'alarme fut poussé par le Magistrat qui adressa la requête (1) suivante à la Salle de Lille :

« A Messieurs les Bailly, Lieutenant, Conseillers du » Roy au Bailliage, Hommes de fiefs de la Salle de Lille,

» Remontrent très-humblement les Lieutenant et Hommes de fiefs du village de Croix, disant qu'il est venu » à leur connaissance que plusieurs particuliers s'ingèrent, sans avoir égard aux ordonnances et deffenses de » rouïr des lins dans les eaues de la Marque passant à » très peu de distance dudit Croix, ce qui cause aux communautés de ce voisinage un préjudice très considérable, » attendu que les habitans de ces lieux, n'ont point d'autres » eaues pour leurs usages non plus que pour celles de » leurs bestiaux, que d'ailleurs les lins gattent tellement » ces eaues et donnent une si grande puanteur qu'il pourroit en arriver des maladies très sérieuses, pourquoy » les remontrans ont été conseillés d'avoir recours à vous, » Messieurs,

» Afin qu'il vous plaise faire deffense à toutes personnes » sans aucune distinction de rouïr ou faire rouïr dans la » suite aucuns lins dans les eaues de la Marque sous telle » peine et amende qu'il vous plaira d'arbitrer, quoy faisant, etc.... »

(1) *Archives de Roubaix*, DD-17, numéro 28. Cette pièce est une simple copie sans date ni signature ; elle doit pourtant être postérieure à 1713.

Nous ne savons quel fut le résultat de cette démarche, mais tout nous permet de supposer que les requérants eurent gain de cause puisqu'ils semblent se baser sur l'ordonnance de 1713, dont nous avons parlé au 2me chapitre et où M. Méliant interdisait le rouissage dans les rivières de Flandre.

§ 2

## La Question du Cimetière

Nous aurions laissé de côté cette question que M. Leuridan a déjà traitée (1), si le désir de faire un chapitre complet ne nous avait obligé à en parler. Le cimetière fut ou du moins parut être à Roubaix la cause de bien des maux et l'on s'accorda à lui imputer toutes les épidémies qui éclatèrent ; c'est à ce titre que nous avons cru devoir rappeler les mesures dont il fut l'objet.

Le cimetière occupait le terrain situé autour de l'église Saint-Martin et s'étendait sur l'emplacement actuel de la Place ; une bonne partie était couverte de pavés qui facilitaient l'accès de l'église, et une assez grande longueur de son périmètre était bordée par les maisons. Sa situation, d'après les opinions acceptées jusqu'en ces derniers temps sur les conditions de salubrité des villes, était donc on ne peut plus défavorable à l'hygiène du bourg. Il était de plus beaucoup trop exigu, eu égard au chiffre de la population : aussi devait-on fréquemment rouvrir des fosses, fermées depuis trop peu d'années, ce qui amenait un dégagement incessant de miasmes putrides. Ce danger véritable n'échappa à personne et l'on s'en plaignit vivement. Du reste le Magistrat reconnut la gravité de la situation et rechercha les mesures à prendre pour remédier au mal ; on pourra s'en convaincre par la lecture de la décision suivante :

Emplacement

Inconvénients

(1) *Histoire de Roubaix*, tome I, pages 126 et suivantes.

Première décision du magistrat.

« Le même jour, onze février mil sept cent soixante-
» dix-sept, sur la cause des plaintes que nous avons reçu
» et recevons des fossiers et autres personnes que le
» cimetière de cette paroisse étoit insuffisant pour l'inhu-
» mation des corps morts des fidèles et qu'à l'ouverture
» des fosses il en sortoit des exhalaisons dangereuses
» aux habitants, que depuis la déclaration du roy concer-
» nant les inhumations du 20 mars dernier qui fait def-
» fence d'enterrer dans les églises ce qui rend encore les
» cimetières plus insuffisants ; nous, pour prévenir les
» dangereuse suite des exhalaisons infectées, en vertu de
» ladite déclaration, nous avons arresté qu'il seroit fait
» des représentation vers qui il appartiendra pour trans-
» porter ledit cimetière que nous estimons être dans l'en-
» ceinte de la maison orpheline comme étant un lieu
» propre et comode pourvu néanmoins que l'information
» si elle y echet du comodo ou incommodo n'en décide
» autrement. Signé : J.-F.J. Chombart. B. Roussel, etc....
» Moy Présent par Ordre : J.-B. Nollet, comis juré au
» greffe. » (1)

Réclamation du curé

Les réclamations se suivaient plus pressantes les unes que les autres, et venant des hommes les plus autorisés ; le 20 février, maître Pierre-François Becquart, curé de Roubaix et les deux marguilliers Alexandre Bulteau et Romain Delebecque, adressaient au Magistrat une requête où ils disaient :

« Que le roy, par la déclaration du 10 mars 1776,
» ayant défendu d'enterrer dans les églises, cela aug-
» mente encore le nombre de ceux que l'on enterre au
» cimetière de sorte que c'est à grand peine et avec des
» inconvénients dont se plaignent journellement les fos-
» soyeurs et les habitants, voisins du cimetière qu'ils se

(1) *Archives de Roubaix*, BB-6, folio 13 verso.

» trouvent quelques fois suffocqués par les exhallaisons » de la terre, que l'on parvient à y enterrer encore ; d'ail- » leurs cela donne un air très malsain dans l'église sur- » tout par les temps chauds et humides auxquels les » médecins attribuent en partie la cause des maladies qui » règnent dans la paroisse. » (1)

Cette requête était d'ailleurs suivie d'une apostille, délivrée par un licencié en médecine et un maître en chirurgie. Le Magistrat ne pouvait manquer de l'écouter et de chercher le moyen le plus prompt de suppléer à l'insuffisance du cimetière ; il crut l'avoir trouvé en prenant dans le jardin de l'hospice cent quarante-huit verges de terre ( 1347m 56 ) pour y installer un autre lieu d'inhumation. Tel fut du moins le parti auquel il s'arrêta dans sa séance du 25 février.

Une supplique fut adressée aussitôt au lieutenant-général de la Gouvernance de Lille, où, après un exposé des raisons qui obligeaient à créer un nouveau cimetière, le Magistrat indiquait l'endroit où il croyait trouver le terrain nécessaire et demandait l'autorisation de faire les travaux d'appropriation. Une enquête fut ouverte par ordre du lieutenant, et, comme aucune opposition ne s'éleva, l'homologation de la délibération du Magistrat de Roubaix fut prononcée le 11 Avril 1777, « par devant François-Joseph-Marie » Dusart, escuyer, seigneur de Bouland, conseiller du roi » et lieutenant de la Salle. » (2)

Retards apportés à l'exécution

Le Magistrat décida de transférer le cimetière le plus vite possible et de vendre l'ancien, comme le montre une lettre, adressée par le greffier à Me Couvreur, notaire à Lille et homme d'affaires du bourg et du marquisat. En conséquence, il écrivit aussitôt à Mgr le prince de Salm-

(1) *Archives de Roubaix*, BB-6, folio 14 recto.
(2) *Ibidem*, DD-4, numéro 6.

Salm, évêque de Tournay, pour le prier de vouloir bien faire bénir le nouveau terrain ; le prélat voyant avec peine la décision prise (que regrettaient aussi bien des habitants) fit traîner les choses en longueur et ne donna point d'ordres pour l'accomplissement de la cérémonie.

Avertissement de M. Fremicour

La situation resta telle pendant deux ans ; enfin, le 23 janvier 1779, M. Frémicourt, procureur du roi à la gouvernance de Lille, écrivit au Magistrat pour lui demander la cause du retard et le prier, s'il y avait empêchement de la part de l'évêque de Tournay, de vouloir bien le solliciter de nouveau. Etonné de ne point recevoir de réponse, il envoya une seconde lettre, datée du 5 février où il réclame des explications immédiates et annonce que le procureur général du roi au Parlement de Flandre est décidé à agir lui-même si le transfert n'est pas opéré à bref délai. (1)

Réponse du magistrat

Le Magistrat, dans un mémoire (2) du 9 février, fit savoir au procureur du roi que les délais apportés par Mgr. l'évêque de Tournay, lui avaient permis de réfléchir sur l'opportunité du transfert et de reconnaître qu'il n'y avait pas lieu de mettre à exécution la décision prise le 27 février 1777, 1° parce que le terrain choisi était défectueux, quant à sa situation, et qu'il eût constitué un danger sérieux pour la santé des orphelins et des vieillards ; 2° parce que l'Epidem (3) existait encore et qu'on pouvait s'en servir en cas de besoin, et 3° parce qu'une partie du cimetière, étant inutilisée pour le moment à cause des pavés qui la recouvraient, on pouvait, en dépavant et en repavant successivement, enterrer encore en cet endroit pendant un certain temps. Le procureur se contenta de cette réponse et ce fut la question qui fut enterrée pour quelques années.

(1) *Archives de Roubaix*, DD-4, numéros et 14.
(2) *Ibidem*, DD-4, numéro 15.
(3) L'Epidem était un terrain destiné à enterrer les pestiférés.

Lettre de M. Esmangar

En 1787, une épidémie sérieuse éclata tout-à-coup et prit une extension rapide ; le 24 août, M. Esmangart, subdélégué de l'intendant de Flandre, écrivit de Dunkerque au bailly de Roubaix, M. Lagache de Bourgies, une lettre (1) que nous reproduisons :

« Je vois avec peine, Monsieur, par le raport que » vous m'avez fait adresé des visites que les médecins » ont fait jusqu'au 16 de ce mois, dans les bourgs et villages de Roubaix, Bondues et Mouveaux, que la maladie » qui s'est manifesté dans ces paroisses continue toujours » et quelle paroit même prendre de nouvelles forces, il » faut que les médecins redouble de soins, je vous prie » de leur recommander de donner toute leur attention » aux malades, il parait qu'ils attribuent en partie l'espèce » d'épidémie qui s'est déclarée à Roubaix aux exhalaisons » qui s'élèvent du cimetière et des eaux dans lesquelles » on lave les laines que l'on employe dans les fabriques » d'étoffe qui sont dans ce bourg. Je vous ait chargé » avant mon départ de Lille de faire savoir aux gens de » Loi qu'ils aient à prendre des mesures pour l'établissement d'un nouveau cimetière hors l'enceinte du bourg, » il est nécessaire qu'ils s'occupent incessamment de cet » objet. Je vous prie de le leur rappeller et les engager » à madresser sans perte de temps la requette qu'ils doivent me présenter pour obtenir l'autorisation dont ils » auront besoin pour l'exécution de cet établissement, il » conviendra qu'ils s'occupent aussi des moyens de procurer un écoulement aux eaux qui servent au blanchissage des laines et dont les médecins pensent que » la stagnation et les vapeurs ont pu occasionner la » maladie. Vous voudrez bien leur dire de ma part qu'ils » donnent les ordres nécessaires à ce sujet et qu'ils veill-

(1) *Archives de Roubaix*, BB-6, folio 79 recto.

» lent à la propreté des rues de leur bourg, à ce que » l'écoulement des eaux qui les environnent soit toujours » libre, c'est cet objet de police sur lequel doit porter » toute leur intention..... »

Décision du Magistrat

Le Magistrat se réunit le 27 et décida de transférer le cimetière dans le terrain de l'Epidem ou Opidem et de créer des aqueducs dans les rues du bourg ; cette résolution, signée du bailly et de tous les échevins, fut envoyée de suite à l'intendant de Flandre. Mais on n'eut point le temps de la mettre à exécution, et quand quatre-vingt-neuf arriva, le cimetière se trouvait encore au même endroit.

Nous ne suivrons pas cette question plus loin, car nous voulons nous en tenir aux actes de l'ancienne administration ; d'ailleurs on sait suffisamment qu'à Roubaix l'accroissement rapide de la population force à remettre la question du cimetière à l'étude à des intervalles rapprochés ; elle y était même encore il y a quelques mois.

§ 3

**La Surveillance des Denrées alimentaires**

Un point sur lequel nous devons rendre hommage à la vigilance et à l'énergie du Magistrat de Roubaix, c'est la surveillance des denrées alimentaires. Là plus peut-être que partout ailleurs, il se montra inflexible et prit les mesures les plus propres à sauvegarder la santé de ses administrés. Non content de faire examiner avec soin les aliments et les boissons mis en vente et de faire saisir ceux que l'on trouvait être de mauvaise qualité, il infligeait souvent une amende sévère aux délinquants, et, fort de son droit, défendait énergiquement ses décisions devant la Gouvernance de Lille.

Les employés, préposés à la surveillance des objets, mis en vente dans le marquisat, que ce fussent des objets d'alimentation ou des produits de la manufacture, s'appelaient *égards*, parce qu'ils étaient chargés d' « *esgarder* » ou d'examiner. Les égards, nommés par le Magistrat après une sérieuse enquête sur leur moralité, devaient ensuite prêter, entre les mains du bailly ou de son lieutenant, le serment de s'acquitter fidèlement des devoirs de leur charge ; du reste ils étaient, de même que les autres fonctionnaires, l'objet d'une surveillance rigoureuse et l'œil du Magistrat les suivait partout. **Les égards**

Parmi les divers égards qui existaient à Roubaix, les seuls qui nous intéressent, sont les égards au pain, à la viande et à la bière. Nous dirons peu de choses des premiers ; ils devaient s'assurer que les farines étaient de bonne qualité, veiller à ce que les pains eussent le poids marqué et ne fussent pas vendus plus cher que le Magistrat ne l'avait fixé ; la taxe officielle existait déjà de ce temps-là. **Egards au pain**

Nous ne savons au juste quand on commença à nommer des égards à la viande. Le premier dont nous ayons trouvé la date de l'entrée en fonctions, est Jean de la Haye qui fut nommé le 26 septembre 1684 ; mais la création de l'emploi remontait certainement beaucoup plus haut, puisque Jean remplaçait son père Adrien qui avait rempli cette charge jusqu'à sa mort. Nous devons pourtant faire une remarque : quand nous disons que Jean de la Haye fut nommé égard à la viande, nous commettons une inexactitude ; il n'était en réalité que « commis à la » visite et à égarder les porques qui se vendent sur le » marché de cette ville. » Sa charge consistait donc réellement à s'assurer que les porcs, mis en vente, n'étaient pas atteints de ladrerie et ne pouvaient par suite trans- **Egards à la viande** mettre à l'homme cet hôte peu estimé, dont on cherche à se débarrasser le plus vite possible, le ver solitaire.

La charge d'égard à la viande semble d'ailleurs avoir été l'apanage exclusif de deux familles du bourg ; car aux diverses époques, nous n'avons point vu d'autres noms que les leurs ; c'étaient les familles *Delahaye* et *Lagache* ou Agache. Sous l'autorité patriarcale du Magistrat, c'était assez l'usage de perpétuer, autant que possible, les emplois dans les mêmes familles ; les charges devenaient en quelque sorte un héritage que l'on se transmettait de père en fils, pourvu qu'aucun ne faillît à son devoir. On pensait que cette habitude permettait d'avoir, pour remplir les fonctions, des hommes mieux préparés et on espérait peut-être que, l'expérience s'accumulant de génération en génération, les fils devaient réunir les aptitudes de leurs pères.

D'ailleurs les égards à la viande s'acquittaient exactement de leurs devoirs et ne plaisantaient guère avec les gens en faute ; nous en pourrions rapporter maints exemples dont les archives de Roubaix nous ont transmis le souvenir ; nous n'en voulons citer que quelques-uns.

**Saisies**

Le 17 avril 1741, Jacques et Jean-François Delahaye, passant sur le marché de Roubaix, aperçoivent des quantités de viande dont la fraîcheur était plus que douteuse ; ils s'empressent de les saisir et de les porter au Magistrat. Une enquête, ouverte aussitôt, apprend qu'elles appartiennent à un boucher de Tourcoing, nommé Decourchelle et qui avait la réputation de faire spécialement le commerce de mauvaises viandes. La marchandise fut confisquée, mais le boucher eut gain de cause dans un procès qu'il intenta aux égards devant la Gouvernance de Lille. En 1765, le 14 décembre, un autre Tourquennois, désigné dans le procès-verbal sous le nom de « *Pièce à*

*Bâtir* » se laisse aussi prendre en faute. Les Tourquennois croyaient-ils donc que ce qui ne pouvait leur convenir, était assez bon pour les Roubaisiens ? Une personne à même d'être bien informée, nous a assuré qu'i en est parfois encore de même.

La viande de cheval était regardée autrefois comme mauvaise viande et sa mise en vente pouvait conduire en prison celui qui l'exposait. C'est ainsi que le 11 février 1740, sur l'avis des égards, le Magistrat fit arrêter un individu qui en avait apporté sur le marché de Roubaix. Notons à ce propos que des visites domiciliaires étaient aites de temps en temps chez les bouchers du bourg, afin de contrôler la qualité de ce qu'ils vendaient chez eux.

Chair de cheval

Visites des boucheries

En cas d'épizootie, le Magistrat redoublait de précautions pour empêcher, dans le bourg, la vente de viande malsaine. C'est ainsi qu'en 1745, il charge le médecin Duprez et le chirurgien Pierre-Joseph Locquerel de visiter les vaches mortes de la maladie qui règne et de lui faire leur rapport. En 1770 éclate une nouvelle épizootie ; le 21 novembre, il désigne Jean Desbouvery « médecin des bêtes à cornes » et Guillaume Agache, expert, pour examiner tout le bétail et désigner les bêtes malades afin de pouvoir prendre les mesures que réclame la situation. Une somme de 60 florins fut comptée à chacun d'eux pour les services qu'ils rendirent.

Les épizooties

La bière fut à Roubaix la cause de bien des débats. Nous avons relaté, au deuxième chapitre, l'ordonnance du 27 mai 1686 et celle du 10 octobre 1689 ; on a vu par là que les brasseurs de Flandre, trouvant sans doute leur vieille réputation suffisamment établie, s'étaient mis à brasser d'une manière déplorable et que la Gouvernance de Lille avait cherché à y porter remède. On y réussit d'ailleurs assez peu, mais il semble que dans notre bourg, les brasseurs furent encore plus rebelles que partout ailleurs. Pourquoi ? est-ce

La bière

qu'ils faisaient partie de la Loy ? nous ne le croyons pas, car le Magistrat les traita très durement ; nous ne rechercherons pas comment ils purent résister et nous nous contenterons de rapporter les faits.

Résistance des brasseurs

Le 14 octobre 1689, le Magistrat convoqua les brasseurs, leur lut la dernière ordonnance et leur annonça qu'il allait établir des égards qu'ils auraient à payer à leurs frais. Payer soi-même ces empêcheurs de danser en rond, jamais ! que MM. des Etats en nomment et les payent sur leurs revenus ! telle fut le fond de la réponse des brasseurs. Elle ne satisfit point le Magistrat et, le 15, M. D'Haffrenguer écrivit aux Etats pour requérir, en qualité de bailli de Roubaix, l'établissement « d'égards, payés par les brasseurs parce » que c'est de la faute des brasseurs et des cabaretiers qui » vendent des bières qui ne valent rien au grand préjudice » et surcharge du peuple. » (1)

MM. des Etats voulant juger la question en connaissance de cause, firent prélever de la bière chez les trois principaux brasseurs de Roubaix ; la bière fut dégustée consciencieusement et proclamée détestable à l'unanimité . . . . des palais. Le 13 décembre, le greffier écrivit de leur part au Magistrat de notre bourg une lettre indignée où se trouve cette phrase : « C'est une vollerie que font les brasseurs. » (2) Aussi le lendemain donnait-on ordre de nommer immédiatement des égards et de les faire payer par les brasseurs mêmes. La difficulté était tranchée.

Etablissement des égards

La question toutefois reparut bien des fois depuis. Il est si facile de laisser couler de l'eau dans une cuve, que les brasseurs résistaient difficilement à la tentation de le faire ; puis le houblon était si cher et le buis si bon marché ! un peu plus, un peu moins, la bière se vendra toujours ; aussi

(1) *Archives de Roubaix*, FF 18, numéro 46.
(2) *Ibidem*, FF-18, numéros 48 et 49.

retombait-on vite dans le péché originel. Mais enfin l'Intendant de Flandre et les Etats de la Châtellenie, lassés du manége et trouvant qu'ils avaient fait preuve d'assez de longanimité, firent jeter aux fossés toutes les mauvaises bières ; ils fixèrent la quantité d'orge et de houblon qu'on devait mettre par tonne et le prix qu'il fallait demander. Sans doute, malgré ces mesures, bien des fraudes se produisirent encore ; mais au moins on faisait pour le mieux et on n'accordait pas trois mois pour écouler des bières, reconnues nuisibles. (1)

Mesures diverses

Nous croyons avoir suffisamment montré l'intérêt que le Magistrat prenait à toutes les questions, concernant la salubrité du bourg et le bien des habitants ; on voit qu'il ne craignait pas d'employer tous les moyens en son pouvoir pour arriver à une solution satisfaisante, et que, s'il ne réussit pas toujours, la faute en est imputable au mauvais vouloir des uns et aux lenteurs calculées des autres.

Ajoutons incidemment que le Magistrat veillait sur la salubrité morale du bourg tout autant que sur la salubrité physique. Inflexible sur ce sujet comme sur les autres, il voulait sauvegarder les bonnes mœurs et ne reculait pas devant les mesures même les plus sévères ; la prison fut un moyen souvent employé pour débarrasser le pavé de deux catégories peu estimables d'individus. Les Archives en portent la mémoire, exprimée même en termes quelque peu crus.

Morale publique

§ B.

**Les Epidémies**

Il n'est pas douteux, d'après ce que nous avons dit du mauvais état des pavés de Roubaix avant le milieu du dix-septième siècle et de l'infection produite par les eaux

(1) Décisions relatives aux bières salycilées en 1887.

de fabrique, que notre bourg n'ait constitué un endroit propre au développement de la peste. Lille et Tournai, comme nous l'avons vu au second chapitre, ont eté visités fort souvent par les épidémies et il est incontestable que les manants de Roubaix, placés entre ces deux cités, en rapport constant d'affaires avec elles, ont eu beaucoup à souffrir de leur voisinage. Les papiers communaux nous ont du reste gardé le seuvenir de certaines de ces lugubres périodes, et c'est à l'aide des renseignements qu'ils nous ont fournis, que nous allons tâcher de reconstituer cette douloureuse histoire.

Peste de 1604

La première épidémie dont nous ayons trouvé la trace, est celle de 1604. Les comptes (1) du receveur de Roubaix portent en effet, au nombre des dépenses de cette année, divers frais qui furent faits à cause de la contagion, et notamment le salaire des gardiens d'une maison « empestée » auprès du Saint-Sépulcre, le prix des « luiseaulx » ou cercueils destinés aux pestiférés décédés et enfin les frais de l'enterrement d'un soldat espagnol, mort « au bois du Triechon, de la maladie contagieuse. »

Peste de 1635

Trente années plus tard éclate une autre épidémie qui dure de 1635 à 1638 ; ses conséquences furent désastreuses, comme nous l'apprennent deux notes, insérées dans les registres aux décès de ces années et que nous reproduisons :

« Le VIe jour de juin, an 1637, morut de peste maître
» Franchois Becquart, licen en la ste théologie, ptre et pas-
» teur de Roubaix, après avoir servy la paroisse dudit
» Roubaix l'espace de 30 ans ou environ. Prie Dieu pour
» son âme. Requiescat in pace. Amen. » (2)

(1) *Archives de Roubaix*, CC-1.
(2) *Ibidem*, GG-7, folio 5 verso.

« Les années 1635, 36, 37 et 38 morurent en la pa-
» roisse de Roubaix de la maladie pestilentieuse mil per-
» sonnes et un peu davantage en l'espace de trois ans ou
» environ comenchant le XIIIe de septembre 1635 et finis-
» sant environ au mesme mois de l'an 1638. Entre aultre
» morurent les pasteurs, chapelain et clerc paroissial,
» lieutenant, eschevins, chirurgien, religieuse de l'hôpital,
» ensambles braves marchand censiers et laboureurs et
» plusieurs notables personnages. Je prie Dieu, la Vierge,
» tout le sts et stes anges et archanges du paradis que
» bien leur veillent faire pardon et miséricorde et à nous
» tous quand il aviendra. » (1)

Quand on songe que Roubaix n'avait guère en ce moment que 4 à 5000 habitants, on voit que la mortalité était énorme ; le chiffre de mille morts en trois années supposerait aujourd'hui une mortalité de près de sept mille personnes par an.

En 1647, l'épidémie sévit de nouveau à Roubaix et aux environs d'après le mémoire (2), présenté au Magistrat par le chirurgien, maître Guillaume Lefebvre, qui demandait d'être payé des soins donnés aux pauvres ; sa note porte entre autres : Peste de 1647

« Pour avoir esté visitié des enfans morts de peste à
» Mouveaux.

« Pour avoir esté visitié un enfant à Pierre de le Cambre
» mort de peste.

» Pour avoir esté visitier le filz Grollin lequel avait la
» bosse pestilentielle. »

La maladie régnait donc non-seulement à Roubaix, mais aussi dans les villages voisins :

(1) *Archives de Roubaix*, GG-7, folio 6 recto.
(2) *Ibidem*, CC-1, numéro 15.

Peste de 1568

Lorsque la peste reparut dans la contrée, en 1688, et affligea si cruellement Tournai, tous les environs furent ravagés par le fléau et Roubaix même n'y put échapper, malgré les mesures prises par les autorités, parce que les manants semblaient rechercher le danger. Le Magistrat, ému de cette imprudence, défendit sévérement de se rendre dans les lieux contaminés. (1)

Défense d'aller à Tournai

« Bailly et gens de loy de Roubaix estant bien informez » que plusieurs des manans de ce lieu s'avanchent de jour » en jour d'aller en la ville de Tournay, où le mal contagieux est trés-périleux lesquels par la fréquentation des » habitants d'icelle ville pouroit icy raporter au trés-grand » préjudice de la commune lesdits bailly et gens de loy » considérant combien il importe de faire la deffense d'y » fréquenter pour la bonne police et maintiénement du » puplicque (sic) c'est pourquoy il est expressément défendu » et inhibé, deffendons et inhibons par ceste à touttes et » quelconques personnes manant et habitants de cedit lieu » de ne fréquenter la dite ville de Tournay pour quelle » cause que ce soit ne moins admettre aucuns habitans » d'icelle ville non plus que tous aultres sans avoir au » préalable fait bien et suffisamment aparoir de leur santé, » à péril que quelque ung contrevéneroit à la pnte ordonnance de faire trois sepmaines (2) en la manière accoustumée et de punition arbitraire au regard des pauvres et » au regard des riches soubz amende de douze florins pour » chasque fois aplicqué au proufict des pauvres de ce lieu.

« Défendons et prohibons come dessus à tous lesdits » manans de ne loger aucuns pauvres allant de maison à » aultre sans avoir au préalable faict aparoir de billet de » santé soubz les paines ou amendes que dessus.

(1) *Archives de Roubaix*, GG-294, numéro 5.
(2) Trois semaines d'observation ou de quarantaine.

» Et come les manans de ce lieu allant au voisinage
» viennent chercher billet de santé à la greffe (sic), à leur
» retour l'on ne scait d'où icelles personnes peuvent venir,
» l'on enjoinct pour ce subjéct à toutes icelles personnes
» s'en allant de ce lieu en aultre lieu estranger de raporter
» sur leur billet certificat des bailly, gens de loy, greffier
» ou pasteur des lieux là où ils auront séjourné à péril de
» faire trois sepmaines de purgation come dessus.

» Ordonnons aux officiers justice de prendre sérieux
» èsgard à ce que les poincts ci-dessus soient ponctuele-
» men observés. »

Il était sans doute trop tard, car la peste se déclara dans le bourg et y fit quelques ravages. Pendant l'hiver, le mal sembla s'apaiser ; mais, dès le retour du printemps, il prit une nouvelle intensité, et le greffier de la Gouvernance de Lille écrivit de la part du Lieutenant-Général pour commander de redoubler de soin.

Avis de la gouvernance de Lille

« Chers et Bien Aymés, come nous entendons, que la
» maladie contagieuse se renouvelle en aucuns endroits de
» ceste chastellenie et particuliérement en votre district,
» nous vous faisons ceste afin que vous auriez à vous bien
» et punctuelement régler selon nos ordonnances par nous
» édictées l'année précédente au sujet de ladite maladie
» ( dont nous vous envoïons un exemplaire ) le tout aux
» peines y comminées, A tant, chers et bien amés, Dieu
» vous ait en sa sainte garde. De Lille, le 2 Avril 1669. —
» L. Masquier. » (1)

Mesures prises par le magistrat

Le Magistrat se réunit de suite pour aviser aux mesures à prendre, conformément à cet ordre. Il décida de construire une maison où l'on pourrait loger et soigner les pestiférés pauvres et choisit un terrain en dehors du bourg,

(1) *Archives de Roubaix*, GG-294, numéro 6.

considérant de plus le peu d'étendue du cimetière de la paroisse, il jugea bon de faire inhumer les pestiférés décédés en un autre lieu qui serait spécialement destiné à leur sépulture. Tous les membres furent d'accord qu'on pourrait construire la maison sur le terrain même du cimetière. Pour obtenir l'approbation de ses projets, le Magistrat s'adressa en ces termes à la Gouvernance de Lille : (1)

Requête du Magistrat

« A Monsieur le Lieutenant de la Gouvernance de Lille.

» Remonstrent très-humblement les bailly et escheuins » de Roubaix que pour remédier au mal contagieux du- » quel plusieurs pauvres mesnaiges sont entaschez et est » aparant journelement d'augmenter entre lesdits pauvres » pour la grande multitude d'iceux qui se retrouvent » audit Roubaix, ne fut qu'il y soit prévenu par le moyen » de quelques trois à quattres demeures qu'elles se pour- » roient faire ériger par lesdits remonstrants des deniers » de la commune sur aucuns fonts que iceux remons- » trants ont à la main pour les acheter à divers endroicts » de la paroisse tant pour iceux fonts bastir lesdites de- » meures que enterrer les morts pestiférez. Il faut des » esclotures de murailles ou aultres come lesdits re- » monstrants trouvront convenir car jusques à pnt l'on a » esté obligé de recepuoir les corps de plusieurs de tels » morts dans le chimetière ordinaire au grand risque du » publicque à quoy lesdits remonstrants se sont tout-à- » faict résolu d'y remédier, et par ce moyen empescher, » quy ny soient amener et obvier encor à aultres diverses » désordres quy se commetten par aucuns desdits ma- » nans pestiferez contre l'ordonnance desdits remons- » trants, sur quoy ils ont pensez d'imposer des amendes » et multes tout-à-fait rigoureuses afin que leur ordre

(1) *Archives de Roubaix*, GG-294, numéro 7.

» soit tant mieux observé ; or comme lesdits remons-
» trants pouroient, peut estre achopé dans leur dessin
» par aucun desdits manans soit à cause de l'érection
» desdites demeures achapt desdits fonds à raison qu'il
» conviendra en faire une assiette sur les manans dudit
» lieu, car lesdits remonstrants n'ont aucuns deniers à
» cet effet.

» Cause qu'ils ont trés humblement recours vers vtre
» Sgrie la supliants de l'humilité que dessus d'authoriser
» lesdits remonstrants à acheter lesdits fonds, ériger les-
» dites demeures et imposer multes et amendes aux
» subjects qui sont dit ci-dessus et à ces fins prendre
» argent à interrest sur la commune pour en son temps
» en estre faict une assiette afin que par ces moyens les-
» dits remonstrants soient acquitez de leurs debvoirs. »

Enquête

Au reçu de cette requête, le lieutenant Duprez répondit d'envoyer des délégués à la Gouvernance, le 6 avril, afin de fournir les explications nécessaires. Ces délégués qui étaient François Delebecq, homme de fief, et Monnier, greffier de Roubaix, s'y rendirent, écoutèrent les objections du conseiller enquêteur et lui donnèrent les éclaircissements qu'il réclamait. Il ressort du procès-verbal qu'ils signèrent tous deux, que la communauté était obligée de nourrir un nombre considérable de ménages, privés de ressources par suite de la maladie, que la construction d'une maison eût par conséquent causé une économie réelle, et que la communauté, possédant déjà divers quartiers de terre, pouvait y construire cette maison à frais modérés.

Etablissement de l'Epidem

L'enquête fut ouverte et, comme personne ne fit opposition à la demande du Magistrat, le lieutenant Duprez autorisa, le 10 avril, l'assise d'une somme de mille florins pour la réalisation du projet exposé. On l'exécuta de suite ; la maison fut bâtie et le terrain entouré d'un mur de terre et de paille. Mais, en 1695, le Magistrat, nous ne savons pourquoi, mit en vente la maison qui fut acquise pour 150 livres par un habitant du bourg, Martin Desreveaux.

Peste de 1743

En 1743, la peste fit une nouvelle apparition et prit une grande extension ; les Etats de Lille furent même obligés d'envoyer plusieurs chirurgiens pour soigner les nombreux malades du bourg, comme nous l'apprend le compte de la taille des faux-frais de cette année, lequel porte une dépense de 832 livres, payées pour la nourriture et le logement de ces chirurgiens. Le nombre des malades devait être considérable pour que les médecins et chirurgiens du bourg eussent besoin de cette aide.

Peste de 1769

En mars 1769, l'épidémie revient exercer ses ravages dans le bourg dont la misère est extrême ; le grand nombre de pauvres atteints impose au Magistrat l'obligation de faire de lourdes dépenses qui épuisent bientôt les ressources de la communauté. Malgré un premier secours, dû à la générosité des Etats, il se voit réduit à la dernière extrêmité et est forcé d'implorer une aide puissante ; aussi écrit-il (1) aux grands Baillis de la Châtellenie pour les prier d'avoir pitié de Roubaix :

Requête du Magistrat pour demander des secours

« A Messieurs les grands Baillis des Quatre Seigneurs
» Haut-Justiciers représentant l'Etat des Châtellenyes de
» Lille. Douay et Orchies.

« Supplient humblement les lieutenant, bailly et échevins du bourg et marquisat de Roubaix au nom de la Communauté dudit Roubaix.

« Disans qu'il ont eu l'honneur de vous faire leurs

(1) *Archives de Roubaix*, GG-294, numéro 11.

» très-humbles représentations sur le triste état où est » réduit Roubaix par la maladie qui y règne depuis plus » de neuf mois, que sur ces représentations vous avez » eû la bonté de leur accorder quelques drogues et deux » cens livres, qu'un pareil secours est bien éloigné » de suffire aux présens besoins où se trouve la paroisse » d'autant que la maladie va toujours en augmentant, et » que la plupart des malades manquent des choses néces- » saires telles que bois, chemises, draps, couverture, et » même d'alliments convenable à leur état, ce qui entraîne » la perte de plusieurs, au grand regret de la paroisse » qui ne peut subvenir à leurs besoins, encore qu'elle » fasse pour celà des dépenses immenses et au-dessus » de ses forces de sorte qu'il n'est possible qu'elle sou- » lage les infortunés sans un prompt secours de votre » part, proportionné à l'état misérable où est réduit la » Paroisse.

» Ce considéré, Messieurs, il vous plaise accorder à » la Communauté de Roubaix un secours promp et pro- » portionné à l'état malheureux où elle est réduitte par » la maladie qui y règne et augmente de jours en jours » avec ses plus fâcheuses suitte, faute des choses néces- » saires et convenable dans cette maladie, ce faisant.... »

On voit suffisamment par cette missive en quel état lamentable la maladie avait mis Roubaix et quelle énergie il fallait pour lutter contre le fléau, d'autant que le « bas peuple » affolé refusait d'obéir aux prescriptions de l'autorité. Grâce aux secours des Etats, les pauvres purent être secourus et le bourg respira pour vingt ans.

En 1787, survint une nouvelle épidémie, favorisée, au dire des médecins, par les émanations qui provenaient du cimetière et des fossés où coulaient les eaux sales; elle envahit les villages voisins. L'Intendant de Flandre, Peste de 1787 en apprenant ce nouveau malheur par les rapports qui lui furent adressés, voulut qu'on remédiât à la situation et fit écrire la lettre que nous avons reproduite à propos de la question du cimetière. Au reste, nous n'avons pas trouvé d'autres mentions du fléau et nous pouvons croire qu'il cessa rapidement.

Roubaix, on le voit, a largement payé tribut à la peste pendant les deux derniers siècles ; qui sait si elle eût résisté à ces terribles assauts sans la prodigieuse vitalité qui lui a déjà permis de surmonter bien des obstacles et d'affronter bien des périls ? Combien d'autres villes ont succombé ! Combien se sont tout au moins dépeuplées par suite de ces affreuses calamités ! Bruges, disions-nous, a perdu en une année 80.000 habitants, par crainte de la peste. Ypres aussi doit en partie à ce fléau la déchéance dont elle est frappée. Félicitons-nous donc que notre ville ait échappé à cette cause de destruction et gardons l'espoir qu'elle continuera de mériter la toute puissante protection qui lui a permis de s'élever si vite et si haut.

# NOTES

## 1 §

### Ordonnance de M d'Humières, (1) Gouverneur de Lille

*Messire Louys de Crevant, marquis de Humières, capitaine des cents Gentils-Hommes de la Maison du Roy, Gouverneur et Lieutenant-Général pour sa majesté en sa Province de Bourbonois et des Villes et Pays de Lille, Lieutenant-Général en ses Armées.*

Estant informé que les paysans des villages voisins de Lille, qui sont entaschez de peste, viennent en cette dite ville, et voulant remédier aux désordres qui pourroient arriver par la continuation du mal contagieux. Nous avons enjoinct trés expressément à tous Baillys et Gens de Loy desdits Villages, de prendre un soing particulier ( au cas dudit Mal Contagieux en leurs Villages respectifs) d'envoyer instamment au Siège de la Gouvernance dudit Lille, les noms, la qualité et le nombre des malades empestez ; et d'empescher que lesdites personnes infectées ne viennent dans cette Ville à peine d'en respondre en leurs propres et privez noms et aux infectez de punition corporelle.

Ne sera aussi permis ausdits infectez de vendre ny faire vendre, ny à personne d'acheter aucuns de leurs biens quels ils soient, avant l'expiration de quarante jours aprés le dernier mort en ladite infection. Pendant laquelle ils se maintiendront en leurs demeures, mettans torques d'estrain ou autres marques notables et évidentes de ladite infection, si bien que personne n'en soit abusé par mesgard. Fait à Lille le 13 juin 1668. (2) HUMIÈRES

(1) *Archives de Roubaix*, GG-294, numéro 1.

(2) La même ordonnance fut publiée de nouveau le 6 août 1668 et le 16 may 1669.

2 §

**Lettre de Louis XIV**
**à**
**Monsieur de Chambellé, gouverneur de Dunkerque.** (1)

M. de Chambellé,

J'ai vu par les lettres que vous avez écrites au Sr Marquis de Louvois, secrétaire d'Etat, dont la dernière est du 25 de ce mois, et par celle du Sr Nacquart. lieutenant-général de l'Amirauté de Dunkerque. comme le mal contagieux augmente en ladite ville de Dunkerque, et le progrès qu'il y fait, et aiant considéré qu'il ne peut y avoir de remède plus prompt pour le faire cesser, que de faire sortir de la Ville les officiers et soldats de la garnison d'icelle. et de les faire camper dans les dehors, comme aussi d'en faire sortir, sans aucune distinction, tous ceux qui seront attaquez de ce mal, ou qui auront eu communication avec les personnes qui l'auront été. Je vous écris cette lettre pour vous dire, que nom intention est. que vous aiez à faire camper, comme vous avez déjà commencé, dans les dehors de ladite ville de Dunkerque, tous les Officiers, cavaliers et soldats de la garnison de ladite Ville, observant de faire camper les Suisses dans un quartier séparé des autres, à cause que l'on sçait qu'aucun de ceux de cette Nation n'a encore été frappé de peste (2). Que vous fassiez faire une garde très-exacte aux environs des lieux, où seront soit les pestiférez soit ceux qui seront soupçonnez de ce mal, ou les convalessans (sic). Et en cas qu'aucun soit si osé que d'outrepasser

(1) *Histoire de Dunkerque*, par P. Faulconnier (1735), tome II, page 75.

(2) Louis XIV veut-il dire que la peste n'avait jamais frappé les Suisses, ni visité leur pays? C'est ce que nous ne savons et ce point mériterait d'être approfondi : il serait étonnant que ce peuple ait eu une immunité spéciale contre ce fléau.

les bornes qui lui auront été prescrites, *vous fassiez tirer sus sans aucune rémission, ni distinction*; qu'aussitôt que vous apprendrez qu'une maison bourgeoise sera attaquée de ce mal, vous en fassiez tous ceux qui y seront logez, que vous la fassiez bien parfumer et qu'ensuite vous la fassiez fermer, pour en ôter toute communication, et empêcher que qui que se soit n'y rentre. Que vous exhortez les Magistrats de ladite ville à leur propre conservation, et à me donner en cette occasion des marques de la reconnaissance qu'ils doivent à la manière dont j'ai traité les habitants de ladite Ville, depuis qu'elle est sous mon obéissance. Qu'afin de vous donner moïen de soulager les malades de la garnison et de faire subsister commodément le reste, je donne présentement mes ordres au Trésorier Général de l'Extraordinaire de la guerre, pour faire envoïer de l'argent à son commis étant sur les lieux, en sorte que la solde des Troupes ne manque pas de leur être ponctuellement fournie et d'ailleurs ledit S^r^ Nacquart a reçu ordre de fournir aux dépenses extraordinaires et inopinées qui surviendront tant pour le campement que pour le paiement des médicaments de ceux qui seront malades. Que comme je fais expédier une Ordonnance pour interdire le commerce des Villes et lieux voisins de Dunkerque avec ceux de ladite place, je désire que vous teniez soigneusement la main à l'exacte observation de ladite ordonnance, et empêchiez par toutes voies en tout ce qui dépendra de vous que ce mal n'aille pas plus loin et qu'il ne s'étende dans les autres lieux et terres de mon obéissance. Et m'assurant que vous aporterez tous les soins, qu'une choses de cette conséquence requiert, je ne vous ferai la présente plus longue, que pour prier Dieu qu'il vous aie, M. de Chambellé, en sa sainte garde.

Ecrit à Fontainebleau, le 31 juillet 1666.

LOUIS

LETELLIER

3 §.

**Règlement**
**sur**
**« l'Expurgation Parfum et Fumigation des Maisons Pestiférées »**

ÉDICTÉ LE 16 JUILLET 1669 PAR LES CONSAULX DE TOURNAI (1)

« Dans une maison entaschée de peste, sitôt le transport du corps, on fera partout du feu, notamment dans » la chambre du mort, qui sera bien lavée et nettoyée, et » lesdits meubles transportés aux chambres hautes, les » linges au préalable mis dans l'eau chaude.

» Puis conviendra esteindre de la *chaux vive* en toutes » les places avec eau et vinaigre de vin, du dernier le » plus pur que se pourra, tenant les portes et fenestres » fermées, jusque à l'entière évaporation des fumées, » et lors de nettoyer de nouveau lesdites places, les » laver et frotter et blanchir les murailles avec ladite » chaux ce qu'on pourra continuer et réitérer une fois » chaque sepmaine. Au bout de quinze jours, on parfumera » ladicte maison avec le parfum suivant :

» Deux livres de souffre
» Une » d'encens
» Une » de poix raisine
» Romarin
» Laurier pulvérisés } de chacun 2 onches
» Camphre 2 dragmes
» Deux poingnées de *sel gros*

» Bien pulvérisés et meslés en jectant deux cuillers » dans trois ou quatre brazières de charbon qu'on allu-

(1) Registres aux Consaulx ; vol. 219 ; f° 224 verso. Mémoires de la Société Littéraire et Historique de Tournai. Tome XXI, p. 151.

» mera à cet effet dans chacune chambre dont on fer-
» mera les fenestres et portes pendant sept ou huit
» heures, au bout desquelles on les ouvrira pour prendre
» ung air nouveau en y bruslant un peu de genoivre et de
» rosmarin sec.

» Puis trois à quattre jours après, on y fera le second
» parfum quy consistera.

» En quelque quantité de poudre à canon dont on
» fera une fusée détrempée de vinaigre de vin amorcée de
» poudre sèche.

» Qu'on disposera en trois ou quatre platteaux de terre
» en chacune chambre, qu'on allumera fermant portes et
» fenestres en la forme que dessus.

» Le troisième parfum se fera trois à quattre jours
» après le second.

» Il sera composé de grains de genoivre, rosmarin
» sec, grains de laurier, lavende et mente, le tout légère-
» ment concassé et mis en des foyers sur charbons en la
» dicte forme, qu'on pourra réitérer plusieurs fois. »

» Il faut toujours commencher à parfumer sur les pla-
» ches basses et aller d'ung étage à l'autre jusques aux
» plus haultes. »

4 §.

**Mémoire de Guillaume Lefebvre chirurgien à Roubaix.** (1)

A Messieurs, Messieurs
les Bailly, Echeuins et
Gens de Loy de Roubaix,

Remonstre humblement Guillaume le febure, chirurgien

(1) *Archives de Roubaix*, C. C. 1, n° 65.

demt à Roubaix que pour auoir pensé et médicamenté les pauures tant maladies, blessures, qu'autres accidens à iceux suruenues, commençant le premier iour de januier 1647, continuant jusque à psent 1648, pourquoy ledit remonstrant prie bien affectueusement, Messieurs, luy uouloir faire ordonnance sans diminution, sy leur plaist de ses parties tant raisonnables, puisque ledit remonstrant at eux assé esgard à la pauureté de plusieurs autres pauures malades ou affligés pour lesquelles il at fait libérallement plus de quarante voïages et visites qu'il n'a fait mention en ses parties, come il se peult uoir cy après, do quoy n'en demande ny prétend aucun salaire, espérant que Messieurs luy feront ordonnance raisonnable, ce faisant le rendront obligé et, tousiours prest leurs seruir et désirant principallement continuer, s'il plaist à Messieurs, celuy des pauures, come il at faist l'année précédente.

Le remonstrant en personne,

*Les parties des personnes tant malades et blessé, qu'autres accidents à iceux suruenus, que Guillaume le Jebure, chirurgien demt à Roubaix at pensé et médicamenté depuis le premier jour de l'an 1647 jusqu'à psent 1648, à la charge de la pauureté, ou communauté dudit Roubaix.*

Premiérement iay pensé et médicamenté pierre de lespault lequel auoit un charbon à sa cuisse, et sa fille un charbon à sa leure, et auoir les remédes conuenables pour la guarison de six charbon qu'auoit la feme dudit de lespault en diuerses parties de son corps, pourquoy ne peult mériter moins de III florins

Pour auoir solicité Léon X... en sa maladie au logis pierre de la bar en fourquencroix X patars.

Pour auoir pensé un enfant proche des arbalétriers

lequel auoit une aposteume aux enuirons des parotides XII patars.

Pour auoir esté aux barbieux ouurir la ueine à Jan Maurice et à sa feme, et aussi liuré les ingrédiens pou faire un lot de (1) XIII patars.

Pour auoir esté ouurir la veine saphène à la fille Antoine de lespault V patars.

Antoine du debout pour l'auoir pensé à une aposteume dessous l'oreille XL patars.

Catherine Théry pour l'avoir saigné III patars.

Pour avoir esté visitié des enfants mort de peste à mouuaux (Mouveaux.) VIII patars.

Pagne Etienne sur la chaussée pour l'auoir pensié en sa maladie. XV patars.

........

Pour (2) auoir liuré une portion (sic) détergente pour la feme Léonard vers les moulins de Roubaix. VI patars.

Pour auoir esté visitié un enfant à pierre de la Cambre mort de peste X patars.

..........

Pierre le Clercq, fils de Jean le Clercq, vers Saint-Georges pour l'auoir pensé à un *panaris* à un poulce l'espace plus de six semaines pourquoy ne peut mériter moins de XL patars.

...........

Jenne Mirsant pour l'auoir médicamenté à une playe auec contusion à la teste XXX patars

...........

Pour auoir esté uisitier le filz Grollin lequel auoit la

(1) Le nom du médicament est illisible.

(2) Nous avons passé les notes qui ne présentaient pas d'intérêt.

bosse pestilentielle et lui auoir liuré quelques emplastres. VIII patars.

Pour auoir ouuert la veine au bras du comte d'Isenguien. (1) III patars.

..........

Pierre Selos, pour l'auoir pensié et médicamentié à une ulcère fistuleuse accompagné de *caries* ou pouritures aux costes proche du sternum et ce l'espace de demi-an, ce qu'il n'a esté faict sans bonne diligence pourquoy ne peut mériter moins de X florins.

Pour auoir par l'aduis des docteurs appliqué trois ventouses aux espaulles de Arthur la paire IX patars.

Et lui auoir appliqué les emplastres uésicatoires. III patars.

..........

Pour auoir encore appliqué trois ventouses aux omoplastres et à la nucque dudit Arthur la paire auec scarification. XV patars.

..........

Pour auoir pensié et médicamentié Jacques de le Bec, filz de Simon de le Bec, lequel estoit gisant et couchant à l'ospital du Sépulcre, estant affligé d'un genouille de grosseur monstrueuse, accompagné d'une gangrène laquelle s'est dégénérée en totalle mortification, et toute l'articulation des os du genouille du tout cariée et pourrie, n'estant presque possible de l'aprocher pour la grande puanteur fétide ou cadavéreuse qui sortoit dudit genouille, et ce l'espace de six sepmaines, ou plus pourquoy ne peult mériter s'il plaist à messieurs moins de VIII florins.

Pour auoir pensié et médicamentié Eugéne Corselet dit

(1) Il s'agit sans doute d'un roubaisien qui avait été au service du comte d'Isenghien.

lescailleur, lequel auoit une gangrêne sur le crupion (sic) d'orible grandeur pourquoy iay accordé pour la sôme de VII florins

Pour auoir pensé et médicamentié le filz Antoine Vilage lequel auoit une gangrenne et mortification au pied pour laquelle garir at esté conuenable luy couper les cincqz orteilles pourquoy ne peult mériter moins de IIII florins

Comme port L florins

§ 5

**Autre Mémoire du même**

*Billet des pauures malades de Roubaix que Guillaume lefebure chirurgien at médicamentés depuis le jour de Saint-Jean de l'an 1666 jusques à pareille jour 1667 le tout faict par ordre des supérieurs dudit Roubaix.*

.......

Pierre Maïein lequel en montant hors d'un fossé auec son cousteau dans sa poche la pointe d'icest ouuert s'est faict une playe fort profonde suiuie d'une grande hémoragie que iay pensé l'espace de quattre semaines allant en sa maison. IIII florins

.......

Un enfant à Jan le Maire lequel auoit un apostéme à l'aine que iay pensé l'espace de quinze iours. XII patars.

.........

Oliuier Laffry lequel auoit une apostème sur l'espaule de figure d'un charbon pestilentielle que iay pensié l'espace d'un mois et lui auoit ouuert la ueine pour tout XXXV patars.

.........

Philippe de la Croix dit soïeux lequel auoit deux ulcères au pied de difficile curation à cause qu'il auoit la jambe et ledict pied grandement tumefié que iay pensé l'espace quatorse sepmaines VI florins.

..........

Antoine Hellin dit du debout lequel auoit plusieurs apostèmes à la joue et au col que iay médicamenté l'espace de cincq semaines. L pattars.

..........

Gérardine vefue du comte d'Isenguien laquel auoit receu un coup de sur la teste que iay pensé l'espace douze iours X pattars.

..........

Le jour de St.-Elloy. premier iour de Décembre, iay commenché a pensé pol de le bec lequel auoit la gangrène à la hanche et au dos que iay pensé allant tous les iours en sa maison l'espace de dix sepmaines VI florins.

..........

Jeanne de le roïeux laquelle auoit la cuisse fracturée que iay pensé l'espace de quinze iours au bout desquelles elle est trespassez. XL pattars.

..........

Pour auoir médicamenté pierre lapatre lequel auoit les orteilles gangrenez de quoy la mort s'est ensuivie au bout de deux ou trois iours et ce par ordre du pauuriseur. XX pattars.

..........

Finallement auoir pensé un enfant à bartolomé de lescluse l'espace de quinze iours lequel auoit une extortion au genouille et une inflammation à la cuisse.

XII pattars.

Somme porte LI florins XIIII pattars réduit à nonante liures parisis. (1)

§ 6

**Consultation du Sr de Lalaing, Docteur et Ancien Professeur Royal de la Faculté de Médecine de l'Université de cette Ville de Douay** (2)

Moyens servans de justification aux preuves qui ont été ci-dessus établies, pour assurer que l'enfant de Marie-Hélène Lezy, extrait du ventre de sa mère par le secours de l'opération Césarienne était absolument mort, et n'avoit jamais montré aucun signe de vie; avec quelques réflexions claires et démonstratives du peu d'égard que l'on doit aux différens avis de ceux qui ont abusivement certifiez de la vie de cet enfant.

Il seroit assez inutil d'écrire davantage, pour convaincre tout le monde de la mort du Fœtus dont est question, si l'on ne craignoit de passer sous silence certains traits captieux et peu conformes à la vérité, que le nommé Boucher, Médecin de la Ville de Lille, répand témérairement dans ses Mémoires, pour tâcher de résusciter cet enfant.

Ne semblera-t-il pas qu'on ait affecté, de faire écrire ce médecin à tort et à travers pour mieux embrouiller la difficulté, afin de détourner Messieurs les juges du véritable point de vue, qui doit régler leur conduite à cet égard.

(1) Nous avons aussi en mains un mémoire du docteur Castel, mais nous ne l'avons pas reproduit parce qu'il ne présente pas de particularité intéressante.

(2) Cette consultation se rapporte au procès civil dont nous avons parlé au IVe chapitre à l'occasion du chirurgien Laroche; elle se trouve dans un mémoire imprimé, déposé aux Archives de Roubaix. F F. 3, No 1.

On ne s'arrêtera donc nullement à démêler ce fatras, pour ne pas obscurcir l'idée que l'on doit avoir de l'objet de cette recherche, qui consiste uniquement à bien connoître, si l'enfant tiré du ventre de sa mère par le moyen de l'opération Césarienne, a été réputé vivant ou non.

Le cas est très simple par sa nature, il ne faudra pas de grandes contentions d'esprit pour le débrouiller : le seul sens commun, aidé de quelques principes soutenus par l'expérience, suffira pour mettre la diffficulté dans tout son jour.

Il y a des signes certains, constans et évidens qui prouvent la vie des enfants tiré du ventre de leur mère par cette opération ; et quoiqu'il soit assez rare d'y réussir, le hazard y fait quelquefois rencontrer des enfans vivans ; mais non pas si communément qu'on veut le prôner ; surtout quand cette opération est précédée de certaines circonstances qui éloignent toute espérance à cet égard.

Ces circonstances sont bien marquées dans le cas de Marie-Hélène Lezy ; cette mère étoit attaquée d'une rude et violente maladie convulsive, son port n'était que de six mois ou environ, et cette opération ne fut exécutée que dix à vingt minutes après sa mort.

Une maladie de cette nature secoue et remue d'une manière affreuse toutes les parties du corps de ceux qui ont le malheur d'en être attaqués ; ses violences sont telles que personne n'est capable de contenir les parties convulsées ; ce sont des pressions et tiraillements énormes, sur tous vers les muscles du bas ventre, sous les parois desquels la matrice est contenue.

Ce corps febreux et charnus qui embrasse de toute part l'enfant, n'est pas moins exempt des impressions de la maladie, que les autres parties de la femme, toute sa substance entre également en convulsion du col à son fond, et du fond à toute sa circonférence ; l'enfant qui s'y trouve conglobé est exposé à toutes ces forces ; et le placenta qui y adhère, n'est pas moins violente que toutes les autres parties du fœtus ; tout s'y dérange, ses vaisseaux n'ont plus la même ligne de direction, la communication de la mère avec l'enfant s'y trouve en quelque façon interrompue, et les liquides qui y circulent sont bizarrement mûs et agités ; en un mot la nourriture du fœtus doit tarir dans sa source.

Mais l'enfant ne sera pas seulement privé de nourriture pendant tout le temps de ces violentes convulsions, il souffrira d'autres compressions considérables, capables d'étouffer en lui le principe de vie qui l'anime ; c'est un fœtus de six mois infiniment plus susceptible de la violence des causes qui l'environnent, que s'il eût été à terme.

Enfin c'est une mère qui l'engendre et lui donne accroissance dans une mauvaise température, les humeurs de ce fœtus en reçoivent toute l'impression, qui l'assujetit à toutes les conséquences qui résultent d'un sang vitié dez sa première origine.

Effectivement que le médecin Boucher clabaude tant qu'il voudra, le sang de la mère sera toujours dans le désordre et son épilepsie n'en reconnoit point d'autre cause, que ses esprits soient irrégulièrement mûs et agités ; qu'ils remuent les nerfs de la mère tant qu'il voudra, cette épilepsie dependra-t-elle moins de la dépravation de son sang ; ces mêmes esprits n'en dérivent-ils pas comme de leur source ; et si la nature de ces mêmes esprits est dans le désordre, apparemment que la masse du sang dont ils sont issus est absolument dereglée.

Bien plus, et ce qui prouve la bizarrerie des principes sur lesquels ce médecin se fonde, en séparant la communication intime qu'il y a de la mère à l'enfant, c'est que les appétits déréglez lui portent les derniers coups, mêmes jusqu'aux parties les plus solides du corps ; le *Père Malbranche* que l'on cite ici, est plein d'exemples de la mauvaise conformation des Fœtus, par la seule communication contagieuse de l'imagination de la mère, sur les parties tendres. molles et délicates de son enfant. ce qui marque d'une manière irréfragable cette relation intime de la mère à son fruit.

Car enfin, dit-il. *page 88 livre 2, de la recherche de la vérité* : le corps de l'enfant ne fait qu'un même corps avec celui de la mére, le sang et les esprits sont communs à l'un et à l'autre, les sentiments et les passions sont des suites naturelles des mouvements des esprits et du sang; et ces mouvements se communiquent nécessairement de la mère à l'enfant. On verra donc clairement par cet exposé, que la maladie de la mère aura transmis toute son impression sur les parties de son enfant, et qu'il n'aura pû résister à tant de forces mouvantes qui conspiraient toutes à sa ruine.

Mais ce qui achève d'aplanir toute difficulté, c'est l'interval qu'il y eut de la mort de la mére à l'opération ; dix à vingt minutes font une différence trop essentielle dans le cas en question, et ce n'est pas aprés un temps si considérable écoulé, que l'on réussit à en extraire un enfant vivant : puisque pour en bien venir à bout, ainsi que parle *Moriceau livre 2 page 359 dans son traité des femmes grosses*, lorsque l'on verra la femme proche de l'agonie, on apprêtera promptement toutes les choses nécessaires à son opération pour ne perdre aucun temps, car le retardement feroit que l'on trouveroit certainement l'enfant mort.

Au reste si peu que l'on veuille réfléchir sur l'état de ce fœtus, après qu'il fut tiré du ventre de sa mére, on sera entièrement convaincu qu'il étoit mort et qu'il n'avoit donné aucun signe de vie.

Car enfin pour prouver la vie d'un enfant, il y a des signes certains, concluans et indubitables et telles qu'étans supposez, on ne sçauroit nullement douter qu'il ne fut animé.

Ces signes n'ont point esté remarquez par tous ceux qui furent présens à ceste opération, par conséquent ils n'existoient pas et l'enfant étoit mort.

Ce fœtus étoit entre leurs mains, le coup d'œuille suffisoit pour observer et certainement personne ne les a reconnus. On s'appuye tout au plus sur un prétendu mouvement de bouche que l'on dit s'être réitéré, afin de mieux faire preuve de la vie de cet enfant ; mais cette grimace ne pouvant être ni signe de vie, ni signe de mort, il est des plus singuliers d'en conclure que cet enfant vivoit.

En effet le ridicule d'une pensée si étrange saute aux yeux ; car enfin, ou ce mouvement est une réciprocation d'inspiration et d'expiration, ou un pure relâchement des muscles de la machoire inférieure.

Au premier cas, le sujet respire, et il n'y auroit eu que des aveugles qui n'auroient pas vû élever ni baisser la poitrine, il est inutil de se récrier sur un mouvement bien moins sensible et qui ne prouve rien.

Pour ce qui est du second, ce n'est pas d'aujourd'huy que pareils mouvemens s'observent dans des enfans mort de quelques heures avant leur naissance, et Messieurs les Juges pourront appaiser leur Religion à ce sujet.

D'ailleurs ces sortes de mouvements paraissent quelquefois également à des cadavres d'hommes faits ; et il ne faut pas être de la profession pour en rendre compte, les moins crédules n'ont qu'à fréquenter les Hôpitaux, pour être instruits des différents mouvements qui s'y observent.

Mais, dira-t-on, cet enfant changea de couleur et le sang ruissellait de toute part du ventre de la mère quand on fit l'operation.

C'est pousser la prévention à l'excès que de vouloir insinuer pareils principes pour conclure la vie d'un enfant mort; le sang ruisselle après le trépas, quand il est encore chaud, et la couleur d'une personne qui vient d'expirer est bien plus vive que trois heures après sa mort; le sang dans cet instant conserve encore quelque chaleur, et sa présence dans les parties, les colore d'une façon à bien marquer qu'il n'y a qu'un moment que l'animal est expiré.

Le chirurgien la Roche s'écarte sensiblement de son devoir, quand on l'entend déposer que la circulation du sang de la mère subsistait encore pendant l'opération; car s'il eut esté du fait de son art, il n'en serait pas resté là; puisque de ce seul principe il devait conclure la vie de la mère, qui pourtant, de son aveu, était morte avant l'opération.

C'est ainsi que l'on se détourne du vrai chemin, lorsque l'on veut favoriser une entreprise, et il n'y a pas d'absurdité que l'on ne puisse pratiquer pour venir au but.

Mais en vérité, peut-on de sens froid s'imaginer qu'un enfant sera réputé vivant, par de si frivoles conjectures? N'y a-t-il pas des règles certaines établies dans la nature pour discerner au vrai ce qui en est? Peut-on avoir entre les mains un enfant sans sentir les mouvements de son cœur et sans le voir respirer? Peut-on couper le cordon que l'on tient entre les doigts sans sentir le mouvement de ses artères; enfin pouvoit-il remuer quelques membres, pousser quelques cris, ou ouvrir les yeux sans être apperçus ?

Cependant il est incontestable que cet enfant n'a montré aucun des signes que l'on vient d'exposer, malgré toutes les précautions qui furent prises pour en connaître la vérité, et le baptême conditionnel que lui donna la Roche, contre son propre devoir, puisque le Vicaire de la paroisse était présent dans la Maison, est une autre certitude qui prouve le doute et l'intrigue de ce chirurgien.

Cependant, dira quelqu'un, pourquoi cet enfant faisoit-il quelques grimaces de la bouche ? Et quelle cause peut ainsi avoir mué sa mâchoire après sa mort.

On le repéte et Messieurs les Juges ne sçauroient estre trop convaincu de cet article, quand les enfants comme il arrive quelquefois en pareil cas, grimacent ainsi de la Machoire, des Lèvres ou des Paupières, ce n'est qu'à cause de l'air qui les frappe : ce liquide dans lequel nous respirons, est dans un mouvement continuel, et l'enfant qui n'y est pas exposé dens le ventre de sa mère, aussitôt cependant qu'il en est sortit, quoique mort, le point d'appuis de l'articulation de ses os ou de ses fibres musculaires, n'est point toujours si fixe qu'il ne fasse quelquefois biloquer (sic) la partie par la moindre cause qui s'y applique.

D'ailleurs un enfant ne se transporte pas sans mouvement des bras d'un chirurgien, dans le Giron d'une sage Dame ; et les spectateurs curieux d'apprendre ce qui en est lui font faire assés souvent d'autres mouvemens pour tâcher de le ranimer, ce qui suffisoit pour lui faire ouvrir la bouche. C'est sur ce fondement sans doute que Messieurs les Médecins, Chirurgiens et Accoucheurs de la Cour ont accordez à la Veuve Lézy des certificats en bonne et due forme, que cet enfant étoit mort, indépendamment de ces grimaces qu'il fit de la bouche ; et celà sur l'exposé qui leur en a esté fait ensuite des Enquêtes respectives des parties ; exposé aussi sincère et véritable, que celui qui fit clabauder notre Médecin de Lille, étoit suspect et captieux.

Et c'est encore sur ce même fondement que Messieurs Dionis et Moriceau autrefois si fameux dans l'art des accouchemens à Paris, nous ont laissez des preuves si constantes de la vérité qu'on allègue ; le premier par ces termes dans son *traité des maladies des femmes grosses livre 2, page 361; à la ligne* mais les enfans, dit-il qu'on tire de la sorte en pareilles rencontres sont ordinairement si foibles ( s'ils ne sont tout-à-fait mort, comme il arrive le plus souvent) qu'on a bien de la peine à connoître d'abord ce qui en est.

Et le deuxième dans son *livre d'opérations de chirurgie en la seconde démonstration page 250* en ces termes : J'en ay vû, qui prenant un enfant qu'on venait de tirer du ventre de sa mère, où il avoit cesse de vivre pendant plusieurs jours, il réchauffoient auprés du feu, et qu'aux moindres mouvemens qu'ils lui voyoient faire, comme d'ouvrir tant soit peu une paupière, de remuer la lèvre, etc... s'écrioient et assuroient qu'il étoit vivant, sans considérer que ces petits mouvemens étoient des effets de ceux qu'elles faisoient faire à la tête de l'enfant. en s'efforçant de la ranimer.

Du reste on se porte d'autant plus volontiers à citer ces auteurs, qu'ils ont surpassez leurs devanciers dans l'art d'accoucher et que le Médecin Boucher même en a fait leur éloge, en détournant cependant d'une manière sensible les vrais sentimens. de ces mêmes auteurs pour appuyer ses erreurs. Qu'il se récrie donc tant qu'i voudra, qu'il appelle à témoins Harvée et d'autres qu ont anciennement écrit sur ces matières ; ces auteurs le démentiront toujours dans le cas spécifique dont il est question.

De tout quoi, il résulte que l'enfant de Marie-Hélène Lezy, tiré de son ventre par le moyen de l'opération Césarienne, était absolument mort et n'avait jamais montré aucun signe de vie. Fait et délibéré à Douay, le 17 Juillet 1728.

TH. N. DE LALLAING,
DOCTEUR
et ancien Professeur Royal en la Faculté de Médecine de l'Université de Douay.

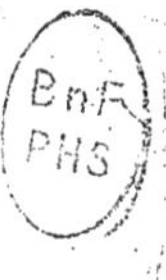

# TABLE DES MATIÈRES

## Notes

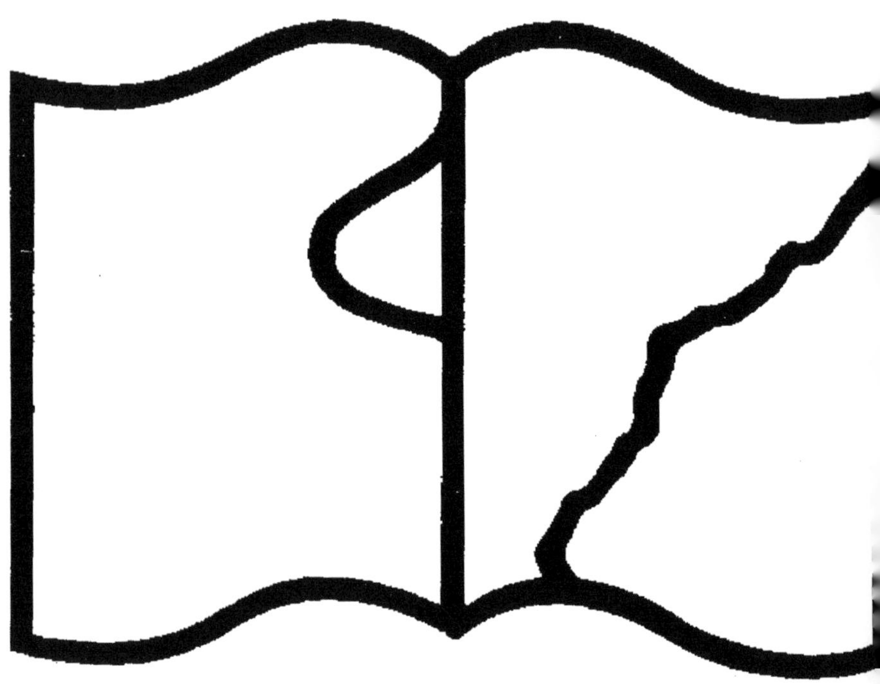

Texte détérioré — reliure défectueuse

**NF Z 43**-120-11

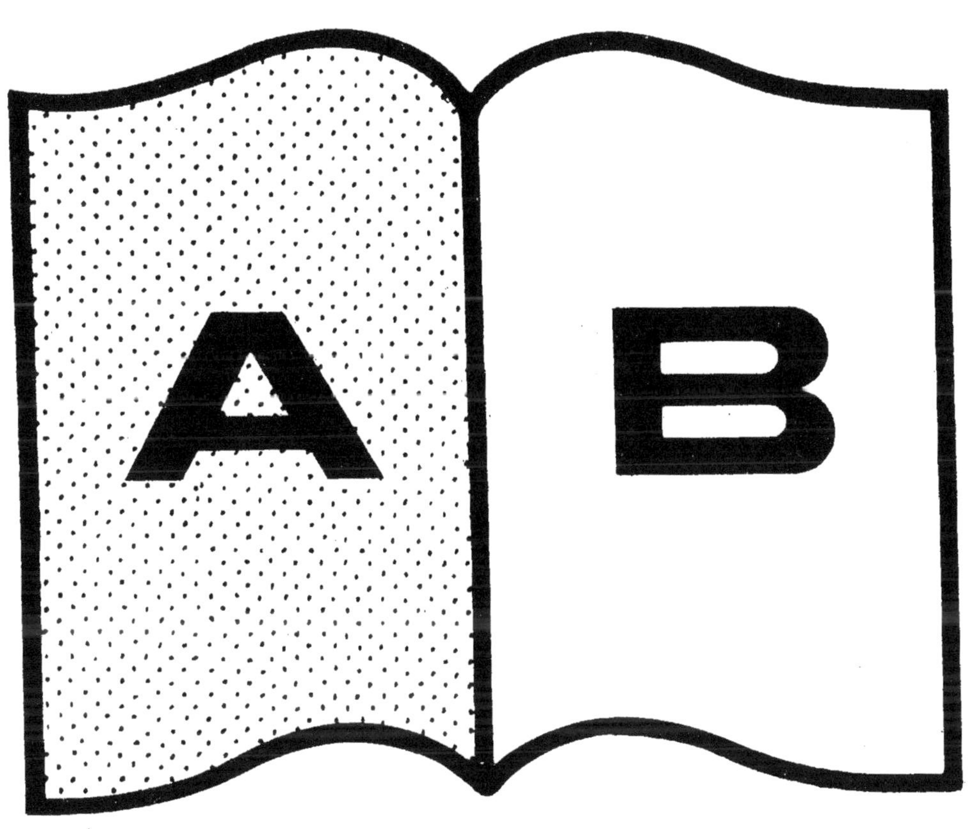


Contraste insuffisant

**NF Z 43**-120-14

www.ingramcontent.com/pod-product-compliance
Ingram Content Group UK Ltd.
Pitfield, Milton Keynes, MK11 3LW, UK
UKHW020253250726
13967UKWH00004B/1665